Springer

Berlin
Heidelberg
New York
Hongkong
London
Mailand
Paris
Tokio

Praxisleitfaden der Knorpelreparatur

Jürgen Fritz, Wilhelm K. Aicher, H.-Jürgen Eichhorn (Hrsg.)

Praxisleitfaden
der Knorpelreparatur

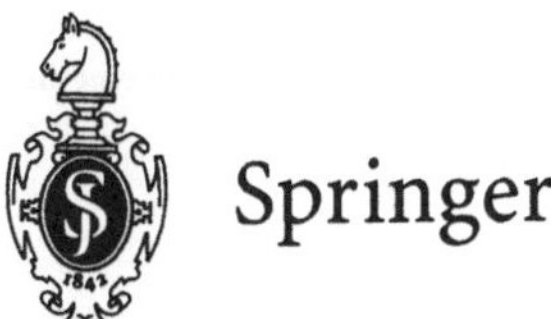

Springer

Dr. Jürgen Fritz
Berufsgenossenschaftliche Unfallklinik
Schnarrenbergstraße 95
72076 Tübingen

Priv.-Doz. Dr. rer.nat. Wilhelm Karl Aicher
Forschungslabor Orthopädische Klinik
Eberhard-Karls-Universität Tübingen
Pulvermühlstraße 5
72070 Tübingen

Dr. med. H.-Jürgen Eichhorn
Gemeinschaftspraxis
Hebbelstraße 14a
94135 Straubing

ISBN 978-3-540-01029-6   ISBN 978-3-642-55521-3 (eBook)
DOI 10.1007/978-3-642-55521-3

Die Deutsche Bibliothek – CIP-Einheitsaufnahme
Praxisleitfaden der Knorpelreparatur / Hrsg.: Jürgen Fritz, Wilhelm K. Aicher, H.-Jürgen Eichhorn –
Berlin ; Heidelberg ; New York ; Hongkong ; London ; Mailand ; Paris ; Tokio : Springer, 2003
    ISBN 978-3-540-01029-6

http//www.springer.de
Springer-Verlag Berlin Heidelberg 2003
Ursprünglich erschienen bei Springer-Verlag Berlin Heidelberg New York 2003

Umschlaggestaltung: design&production GmbH, Heidelberg
Satz: typographics GmbH, Darmstadt

SPIN 109 18 746   18/5141 - 5 4 3 2 1 0 -

Vorwort

In beinahe jedem unserer regelmäßig stattfindenden Workshops zum Thema „Gelenkknorpelrekonstruktion" in der Aesculap Akademie in Tuttlingen (www.aesculapakademie.de) erhalten wir von unseren Teilnehmern den Hinweis, unsere Vorträge und Referate doch als Handouts zur Verfügung zu stellen.

Aus diesem immer wieder vorgetragenen Verlangen wurde die Idee geboren, unsere Beiträge, die das Thema „Gelenkknorpel" aus viele verschiedenen Richtungen beleuchten, schriftlich zusammenzutragen und als Fachbuch herauszugeben.

Der nun vorliegende Praxisleitfaden richtet sich dabei in erster Linie an den operativ tätigen Kollegen, der sich insbesondere über die genaue Technik und Durchführung der gängigsten Verfahren zur Gelenkknorpelrekonstruktion informieren möchte. Neben diesem Themenschwerpunkt werden aber auch Hintergründe zur Biologie des Gelenkknorpels und zur Pathophysiologie der Arthrose vermittelt, soweit diese zu einem umfassenden Verständnis des gesamten Themenkomplexes notwendig sind.

Wertvolle Hinweise zur Diagnostik von Gelenkknorpelschäden und zum follow-up nach Gelenkknorpelrekonstruktion sowie zur Begleit- und Nachbehandlung runden dieses Werk ab.

Die modernen Operationsverfahren der Knorpel-Knochen-Transplantation und der Autologen Chondrozytentransplantation werden sehr eingehend beschrieben und ihre klinischen Ergebnisse nebst denen anderer Verfahren diskutiert.

Das Buch ist als handlicher Ratgeber und Nachschlagewerk konzipiert um das im Workshop vermittelte Wissen zu festigen; möglicherweise wird es den einen oder anderen Leser auch zum Besuch eines Kurses anspornen.

In jedem Fall ist es eine wertvolle Hilfe als OP-Anleitung und bei der Wahl des geeigneten Operationsverfahrens.

Unser Dank gilt allen Co-Autoren, die mit ihrer Arbeit seit Jahren zum Gelingen unserer Knorpelworkshops beitragen und nun durch ihr außerordentliches Engagement auch dieses Buch entstehen ließen. Wir danken dem Springer Verlag, hier besonders Herrn Thomas Günther, der uns bei der Realisierung dieses Projekts stets tatkräftig und kompetent unterstützt hat.

Unser besonderer Dank gilt Herrn Prof. Dr. Kuno Weise, der die Entwicklung der genannten Therapieverfahren in der Berufsgenossenschaftlichen Unfallklinik Tübingen mit großem persönlichem Einsatz seit Jahren fördert und im Konsens mit anderen Mitgliedern der deutschen Fachgesellschaften für Orthopädie und Unfallchirurgie für die Autologe Chondrozytentransplantation erstmals einen Qualitätsstandard etablieren konnte, was einen entscheidenden Schritt für zukünftige Entwicklungen im Bereich des angewandten Tissue Engineering bedeutet.

Zuletzt möchten wir jeden Leser auffordern, sich mit Kritik oder Verbesserungsvorschlägen zum vorliegenden Buch jederzeit an die Autoren zu wenden. Nur durch Kritik und ständiges Lernen können wir uns verbessern.

Wir wünschen, dass Ihnen das vorliegende Buch eine kleine Hilfe bei Ihrer täglichen Arbeit sein möge.

Im April 2003
Die Herausgeber

Jürgen Fritz   *Wilhelm-Karl Aicher*   *Heinz-Jürgen Eichhorn*

Geleitwort zum Praxisleitfaden der Knorpelreparatur

Anlagebedingte oder traumatisch erworbene Knorpelschäden an großen Gelenken sind Verletzungsfolgen bzw. Erkrankungen, welche durch die heutigen Möglichkeiten der Diagnostik, in Sonderheit der Kernspintomographie und der arthroskopischen Visualisierung zunehmend häufiger erkannt werden. Von derartigen Verletzungen und Schäden des hyalinen Knorpels sind, abgesehen von generalisierten Verschleißerkrankungen auf degenerativer Basis vorwiegend jüngere, sportlich aktive Individuen betroffen. Erkrankungen wie die Osteochondrosis dissecans u. a. betreffen gleichfalls diese Altersgruppe. Infolge der speziellen Architektur des hyalinen Knorpels und seiner aufgrund fehlender Blutgefäßversorgung geringen Regenerationspotenz sind die therapeutischen Optionen zur Rekonstruktion von tieferreichenden Läsionen begrenzt.

Rekonstruktive Operationen am hyalinen Knorpel haben das Ziel, bei Defekten im belasteten Gelenkanteil durch die verschiedenen rekonstruktiven Verfahren eine ansonsten drohende frühzeitige Arthrose zu vermeiden. Hierzu stehen eine ganze Reihe verschiedener Operationsverfahren zur Verfügung, welche überwiegend die Entstehung eines Ersatzgewebes und damit die Auffüllung des Defektes zum Ziel haben. Solche Techniken der Anbohrung, besser Mikrofakturierung, sind mittlerweile außerordentlich verbreitet und durch Erkenntnisse von Heilungsvorgängen auf zellulärer Basis vorangebracht worden.

Aufwendigere Rekonstruktionsverfahren sind zum einen die Transplantation osteochondraler Stanzzylinder (OCT) und zum anderen die autologe Chondrozytentransplantation (ACT). Während die OCT eine Methode darstellt, welche die Defektauffüllung durch im Durchmesser variable osteochondrale Stanzzylinder zum Ziel hat, umfasst die ACT die Transplantation einer im Labor gezüchteten autologen Knorpelzellsuspension. Aufgrund der Morbidität eines Entnahmedefektes ist die OCT bzgl. der Flächenausdehnung eines Knorpeldefektes beschränkt, wohingegen bei größeren Knorpeldefekten die autologe Chondrozytentransplantation eine gute Indikation darstellt. Mit diesem Verfahren bestehen bereits kurz- und mittelfristig gute Ergebnisse, die auch von den an diesem Büchlein beteiligten Autoren so bestätigt werden können. Leider ist das von einzelnen Kostenträgern trotz dieser günstigen Resultate noch nicht anerkannte Verfahren, welches nur bei kritischer und enger Indikationsstellung zur Anwendung kommt, wegen der anfallenden Kosten schwierig umzusetzen. Darüber hinaus ist von elementarer Bedeutung, dass Maßnahmen zur Qualitätskontrolle und -verbesserung, wie sie in Publikationen der Deutschen Gesellschaft für Unfallchirurgie und der Deutschen Gesellschaft für Orthopädie und Orthopädische Chirurgie aufgeführt sind, Anerkennung und allgemeine Verbreitung finden.

Der Praxisleitfaden zur Reparatur von Knorpelschäden spiegelt den aktuellen Stand der diagnostischen und therapeutischen Verfahren bei solchen Läsionen wieder. Die Autoren, welche sich schon seit Jahren dieser Thematik in Forschung und Patientenversorgung verschrieben haben, stellen ihre jeweiligen aktuellen Forschungsergebnisse, ihre Erkenntnisse zu den verschiedenen Therapieoptionen und die Resultate klinischer und kernspintomographischer Untersuchungen vor. Ziel eines solchen Leitfadens ist es, dem fachkundigen Leser die verschiedenen diagnostischen Techniken zu veranschaulichen, therapeutische Optionen bzgl. ihrer Indikation und Wertigkeit voneinander abzugrenzen und Grundlagen für eine auf dem aktuellen Stand des Wissens basierende Möglichkeit zur Beratung wie auch zur Behandlung betroffener Patienten zu vermitteln. Insbesondere soll die Differentialindikation zwischen den verschiedenen knorpelrekonstruktiven Verfahren herausgearbeitet werden, wobei gerade die bei der ACT sehr streng gehaltene Indikationsstellung umfänglich beschrieben ist.

Es gilt zu berücksichtigen, dass die in diesem Büchlein gemachten Ausführungen den momentanen „State of the Art" wiedergeben, wobei die in den diversen Zentren bestehenden Anstrengungen bzgl. der weiterführenden Forschung zu Trägermedien für gezüchtete Knorpelzellen bzw. das Tissue Engineering in näherer Zukunft zu alternativen Verfahren führen werden. Gleichwohl sind die Anleitungen in diesem Leitfaden ein guter Ratgeber für Unfallchirurgen und Orthopäden, der ihnen die erforderlichen Informationen und Empfehlungen zum jetzigen Stand der Knorpelchirurgie vermitteln kann.

Tübingen, im April 2003 *Prof. Dr. Kuno Weise*

Inhaltsverzeichnis

Autoren

Priv.-Doz. Dr. rer.nat. Wilhelm Karl **Aicher**
Forschungslabor Orthopädische Klinik
Eberhard-Karls-Universität Tübingen
Pulvermühlstraße 5
72070 Tübingen
E-Mail: aicher@uni-tuebingen.de

Dr. med. H.-Jürgen **Eichhorn**
Gemeinschaftspraxis
Hebbelstraße 14a
94135 Straubing
E-Mail: eichhorn@ogp.de

Dr. med. Jürgen **Fritz**
Berufsgenossenschaftliche Unfallklinik
Schnarrenbergstraße 95
72076 Tübingen

Dr. med. Christoph **Gaissmaier**
TETEC – Tissue Engineering Technologies AG
Aspenhausstraße 25
72770 Reutlingen
E-Mail: gaissmaier@tetec-ag.de

Dr. med. Eckart **Grönewäller**
Radiologische Universitätsklinik
Hoppe-Seyler-Straße 3
72076 Tübingen
E-Mail: eckart.gronewaller@t-online.de

Georg **Haupt**
Orthopädische Klinik
Hoppe-Seyler-Straße 3
72076 Tübingen

Dr. med. Pia **Janßen**
Medizinische Universitätsklinik Tübingen
Abteilung Sportmedizin
Silcherstraße 5
72076 Tübingen
E-Mail: janssen@tetec-ag.de

Dr. med. Tilmann **Krackhardt**
BG Unfallklinik
Schnarrenbergstraße 95
72076 Tübingen
E-Mail: krackhardt@t-online.de

Professor, Dr. med. Jürgen **Mollenhauer**
Forschungsabteilung
Waldkrankenhaus Rudolf Elle
Klosterlausnitzstraße 81
07607 Eisenberg
E-Mail: juergen.mollenhauer@med.uni-jena.de

Dipl.-Biol. Karin **Steinbach**
Riemenschneiderstraße 2
74564 Crailsheim
E-Mail: steinbach.karin@t-online.de

Professor, Dr. med. Kuno **Weise**
Ärztl. Direktor Berufsgenossenschaftliche Unfallklinik
Eberhard-Karls-Universität Tübingen
Schnarrenbergstraße 95
72076 Tübingen
E-Mail: weise@bgu-tuebingen.de

I Grundlagen

Kapitel 1   Grundlegendes zum Gelenkknorpel
J. Mollenhauer und M. Aurich

Der molekulare Aufbau und die Funktion des Gelenkknorpels

Artikulärer Knorpel ist ein avaskuläres, alymphatisches und anisotropes Gewebe. Knorpelgewebe ist nicht innerviert und besitzt keine Basalmembran [24]. Es besteht zum überwiegenden Teil aus extrazellulärer Matrix (EZM), welche von den Knorpelzellen (Chondrozyten) gebildet wird. Die Nährstoffversorgung erfolgt durch Diffusion. Der differenzierte Chondrozytenmetabolismus gewährleistet die Produktion des regulären Spektrums an Matrixmolekülen und deren Integration in die EZM durch ein Gleichgewicht zwischen anabolen und katabolen Stoffwechselprozessen. Im Knorpel des Erwachsenen sind nur ca. 5 % des Gewebevolumens von Chondrozyten eingenommen, der Rest ist EZM. Die mechanischen Eigenschaften des Gelenkknorpels resultieren aus der Zusammensetzung der EZM, welche als molekulares Netzwerk einer Vielzahl von Makromolekülen angesehen werden kann. Die Hauptbestandteile der EZM sind Wasser (65–80 % des Feuchtgewichtes), Kollagene (10–30 % des Feuchtgewichtes) und Proteoglykane (5–10 % des Feuchtgewichtes).

Zirka 90 % des im Gelenkknorpel vorkommenden Kollagens ist Kollagen Typ II [14]. Kollagen Typ II wird von drei identischen Polypeptidketten aufgebaut, welche als Tripelhelix in der EZM aus einzelnen Kollagenfibrillen bilden. Diese Fibrillen wiederum bauen ein dreidimensionales Fasergeflecht auf, ähnlich dem eines Gewölbes [32]. Der Faserdurchmesser nimmt von den oberflächlichen zu den tiefen Schichten hin zu [5]. In das Fasergeflecht sind Proteoglykane und Glykoproteine, zum Teil an Hyaluronsäure gebunden, eingelagert. Dieser Verbund ist für die Aufrechterhaltung der Gewebeintegrität essentiell. Es gibt dem Gewebe seine Form und sein optimales Volumen, und es gewährleistet die Zugfestigkeit und Viskoelastizität des Knorpels [14, 21]. Zirka 10 % des im Gelenkknorpel vorkommenden Kollagens besteht aus Typ VI, IX und XI. Typ VI Kollagen bildet bestimmte Mikrofibrillen. Insbesondere Typ X-Kollagen ist im gesunden Gelenkknorpel ausschließlich unterhalb der Grenzschicht zwischen kalzifiziertem und nicht kalzifiertem Knorpel (Tidemark) und oberhalb der Knochen-Knorpelgrenze zu finden [9].

Proteoglykane repräsentieren eine Gruppe komplexer, stark hydrophiler, negativ geladener Makromoleküle, welche hauptsächlich in der EZM von Bindegewebe vorkommen. Ihre Halbwertszeit liegt mit 25 Tagen weit unter der von Kollagen, welche mehrere Jahre betragen kann. Proteoglykane enthalten eine Polypeptidkette (core protein), an die eine bis viele Glykosaminoglykanketten kovalent gebunden sind. In der Polypeptidkette des Aggrekan, dem größten und häufigsten Proteoglykan des Knorpels, werden 3 globuläre Domänen (G1, G2, G3) und 2 interglobuläre Domänen (E1 und E2) unterschieden. Mit der G1-Domäne binden Proteoglykane über ein sogenanntes Bindungsprotein an Hyaluronsäureketten und können große Proteoglykanaggregate (Aggrekane) bilden. Glykosaminoglykane binden vorwiegend in der interglobulären Region E2 (zwischen G2 und G3) an das „core protein". Bis zu 100 Chondroitinsulfatketten und 50–80 Keratansulfatketten können in der E2-Region an das „core protein" gebunden sein [17]. Aggrekan ist in der EZM raumfüllend innerhalb des Kollagennetzwerkes gebunden. Durch ihre hohe negative Ladung binden die Seitenketten Kationen und vor allem Wasser [28]. In freier Lösung schwillt Aggrekan auf ein Vielfaches seines Volumens im Knorpel an. Innerhalb des dreidimensionalen Netzwerkes ist die Schwellneigung bis auf ca. 20 % seines Maximums eingeschränkt [18]. Die im kollagenen Netzwerk gefangenen Proteoglykane bauen deshalb einen hohen Druck innerhalb des Gewebes auf, halten die Gewebespannung aufrecht, und ermöglichen durch Volumenausgleich bei Belastung die viskoelastische Verformung des Gewebes [27, 28].

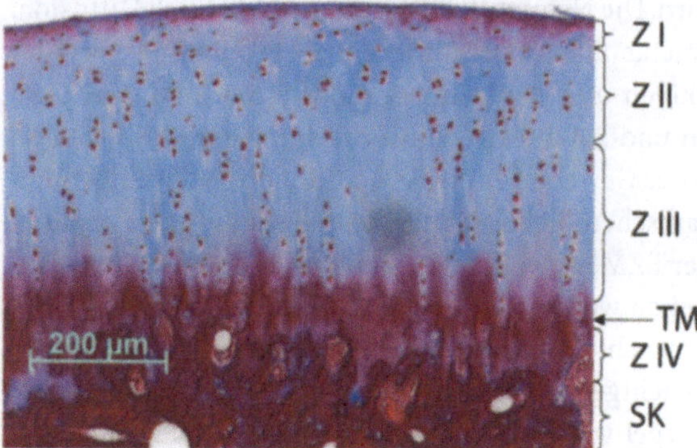

Abb. 1. Der zonale Aufbau von Gelenkknorpel am Beispiel des Schultergelenkes eines Kaninchens. Zone I bis Zone IV (Z I bis Z IV) entspricht den funktionellen Schichten des Gelenkknorpels. Dabei variiert die tatsächliche Schichtdicke und der Abstand zweier Knorpelzellen voneinander, von Gelenk zu Gelenk und von Tier zu Mensch. Der prinzipielle Aufbau bleibt aber immer streng erhalten. TM: Tidemark. SK: subchondrale Knochenplatte. Azanfärbung, Objektivvergrößerung 10-fach.

Gelenkknorpelgewebe lässt sich histomorphologisch in 4 verschiedene Schichten einteilen (Abb. 1). In der Zone I (oberflächliche Schicht), welche ca. 10–15 % der Gesamtdicke ausmacht, finden sich flache Chondrozyten, die sich nicht nur morphologisch, sondern auch metabolisch von den tiefer liegenden Chondrozyten unterscheiden. Sie bilden mehrere übereinanderliegende Zellschichten, welche parallel zur Knorpel-

len von 2–6 Zellen angeordnet [5, 6]. Die kalzifizierte Zone IV, von der Zone III durch die sogenannte „Tidemark" abgegrenzt, verbindet den Knorpel mit dem subchondralen Knochen. Die Mineralisation findet im interterritoriellen Kompartment der Matrix statt. Die Konzentration, Verteilung und makromolekulare Organisation der Kollagene und Proteoglykane verändern sich mit zunehmender Tiefe von der Knorpeloberfläche. Ebenso verändern sich die biomechanischen Eigenschaften der einzelnen Zonen. Jede von ihnen trägt ihren Teil zur Gesamtfunktion des Gelenkknorpels bei. Die oberflächliche Schicht mit hoher Kollagenkonzentration, den tangential ausgerichteten Fibrillen und dem relativ geringen Proteoglykangehalt zeigt die größte Fasersteifigkeit. Sie verteilt die Belastung gleichmäßig über die gesamte Knorpeloberfläche. Der Proteoglykangehalt der EZM sowie der Durchmesser der Kollagenfibrillen nehmen mit der Gewebetiefe zu [6].

Verschiedene Untersuchungen haben gezeigt, dass statische Kompression die Synthese von Matrixmolekülen inhibiert [29], während zyklisch-dynamische Kompression zu einer Stimulation der Biosynthese führen kann [31]. Die Kompression des Knorpelgewebes führt zur Deformierung von Zellen und Matrix, einem hydrostatischen Druck-Gradienten und einer Flüssigkeitsbewegung im Gewebe verbunden mit bestimmten elektrokinetischen Effekten. Die Deformierung der (elektrisch geladenen) EZM verändert die Ionenkonzentrationen, die Osmolarität und den pH-Wert [16]. Der Flüssigkeitsaustausch im Gewebe während der Belastung kann außerdem zu einem erhöhten Transport von Nährstoffen und Makromolekülen (z. B. Wachstumsfaktoren und Zytokine) führen [8]. Dies indiziert, dass mechanische und chemische Veränderungen während der Belastung über eine Beeinflussung des Chondrozytenmetabolismus zu einer Veränderung von Matrixproduktion und -umsatz führen.

Lokale Defekte im Gelenkknorpel und ihre Auswirkungen auf das ganze Gelenk

Lokale Defekte im Gelenkknorpel können grundsätzlich sowohl durch Traumen als auch durch fokale degenerative Veränderungen unbekannten Ursprunges entstehen. Dies legen die Ergebnisse von verschiedenen Studien nahe. Das Auftreten von Knorpelläsionen und deren Progression sind durch die Heterogenität des Gewebes, d. h. der Zellen und der EZM, bedingt. Die schützende superfizielle Schicht zeigt die ersten Zeichen beginnender Degeneration. Danach werden auch die tieferen Schichten übermäßiger Belastung ausgesetzt, bei gleichzeitig durch pathologischen Abbau reduziertem Proteoglykangehalt und geschädigtem Kollagennetz [4, 13]. Normales Knorpelgewebe besitzt einen geringen aber messbaren Umsatz an Matrixmolekülen, inklusive der beiden Hauptbestandteile Aggrekan und Kollagen Typ II [1]. In Frühstadien der Knorpeldegeneration kommt es dann zu einer Aktivierung der Stoffwechselprozesse, was zu einem erhöhten Matrixumsatz führt [2, 3]. Es ist nicht klar, ab welchem Punkt es von einer lokalen Läsion zu einer umfassenden Degeneration kommt. Es ist aber durchaus gesichert, dass unbehandelte lokale Defekte mit sehr großer Häufigkeit in eine generalisierte degenerative Schädigung des ganzen Gelenkes münden, die den Charakter typischer Osteoarthrosen annimmt. Das Ergebnis dieser Veränderung ist eine Erkrankung des gesamten Gelenkes, welche als Arthrose, Arthrosis deformans, Osteoarthrose oder Osteoarthritis bezeichnet wird.

Das zentrale Problem degenerativer Gelenkerkrankungen ist die Knorpeldegradation. Im Mittelpunkt steht der Verlust von Knorpelmatrix, ausgelöst durch ein gestörtes Gleichgewicht zwischen dem intensivierten Abbau einerseits und der Neusynthese von Matrixmolekülen und deren struktureller Reorganisation andererseits. Der intensivierte Abbau selbst nimmt episodisch den Charakter einer Entzündung an. Das durch die Degradation gestörte Gewebe ist mechanisch nicht mehr belastbar und zerfällt.

Daraus resultiert die zur Zeit gültige WHO-Definition der Arthrose:

> ❗ „Die Osteoarthrose ist eine nicht entzündliche Erkrankung mit entzündlichen Episoden. Sie ist eine Folge sowohl mechanischer als auch biologischer Einflüsse, welche das normale Gleichgewicht zwischen Synthese und Abbau im Gelenkknorpel stören. Ausgelöst durch verschiedene Faktoren manifestiert sich das Ungleichgewicht in morphologischen, biochemischen, molekularen und biomechanischen Veränderungen. In Verbindung mit nicht systemischen entzündlichen Episoden führen diese Vorgänge zur Erweichung, Auffaserung und Zerstörung der Gelenkoberfläche, sowie zum Verlust von artikulärem Knorpel und einer Sklerose des subchondralen Knochens mit Ausbildung von Osteophyten."

Obwohl der Proteoglykangehalt in der Frühphase der OA erhöht sein kann, resultiert der letztendliche Proteoglykanverlust aus einem erhöhten katabolischen Umsatz, der durch Matrix-Metalloproteinasen aus Chondrozyten ausgelöst wird. Am Ende steht der Zelltod von Chondrozyten, bei deren Lyse vermehrt intrazelluläre Proteasen freigesetzt werden (chondrozytische Chondrolyse).

Gegenwärtig wird angenommen, dass bestimmte Matrix-Metalloproteinasen (MMPs) bei der Degeneration von Knorpelgewebe eine Rolle spielen [37], da sie von Chondrozyten synthetisiert werden und in der EZM nachzuweisen sind [25, 26, 36]. Eine der für den Metabolismus wichtigsten MMPs ist Stromelysin (MMP-3). Durch die Spaltung des Kollagen-Moleküls entstehen Kollagen-Fragmente, welche ihrerseits kompromittierend auf die Knorpelzellen wirken [23].

Eine weitere wichtige Substanzgruppe bei der Pathogenese der OA sind die (pro)inflammatorischen Zytokine, wie z. B. Interleukin-1. Erhöhte Konzenzentrationen von Interleukin-1 (IL-1) werden vor allem in der Synovialis von Patienten mit Rheumatoider Arthritis (RA), aber auch bei der OA gefunden [20, 34]. Während die RA eine entzündliche Erkrankung darstellt, kommt es bei der OA zum Auftreten von entzündlichen Episoden, in denen sich erhöhte IL-1-Konzentrationen nachweisen lassen. Die Wirkung von IL-1 umfasst erster Linie die Verminderung der Neusynthese von Proteoglykanen [7, 19] als auch die Neusynthese von MMPs [30]. Die Reduktion der Neusynthese von Matrixmolekülen und die erhöhte Aktivität von Knorpelproteasen führt zu einem gestörten Fließgleichgewicht in der EZM. Am Ende dieses Prozesses steht die vollständige Degradation des Gelenkknorpels durch die Dominanz kataboler Prozesse.

Wie schon erwähnt, erhöhen traumatische Gelenkverletzungen, gleich ob mit oder ohne Gelenkknorpelverletzung, erhöhen das Risiko für OA, insbesondere wenn es zu einer Instabilität im Gelenk kommt. Untersuchungen an Patienten mit vorderer Kreuzbandruptur oder Meniskusverletzung haben gezeigt, dass MMP-3, aber auch TIMP (tissue inhibitor of metalloprotease), sowie Kollagenspaltprodukte sogar 15 Jahre nach dem Ereignis noch signifikant erhöht sind [25, 26].

Der traumatische Knorpelschaden

Im Gegensatz zur chronisch progressiven Erkrankung des Gelenkknorpels im Rahmen der Arthrosen (OA bzw. RA) stellt der traumatische Knorpelschaden eine akute

Verletzung des Knorpelgewebes dar. Eine spontane Heilung bzw. Regeneration der „Knorpelwunde" findet aber vor allem bei skeletär erwachsenen Menschen nicht statt, insbesondere da keine effiziente Proliferation und zelluläre Migration von Chondrozyten in den Defekt stattfindet. Die Verletzung des Knorpels sowie des subchondralen Knochens führt hingegen zur Bildung eines Wundhämatoms, aus welchem schließlich faserknorpeliges Reparaturgewebe entsteht. Dieses besitzt jedoch aufgrund der untypischen molekularen und strukturellen Zusammensetzung nicht die notwendigen biologischen, biochemischen und biomechanischen Eigenschaften des hyalinen Gelenkknorpels, was schlussendlich zum Untergang dieses Ersatzgewebes führt. Somit könnte man folgern, dass eine Reparatur von Knorpelschäden unmöglich ist.

In vitro-Experimente haben gezeigt, dass Chondrozyten eine signifikante metabolische Kapazität zur Reparatur haben. Unter optimalen Kulturbedingungen produzieren Chondrozyten große Mengen extrazellulärer Matrixproteine. Diese Produktion kann zudem durch Zugabe von bestimmten Gewebshormonen, wie z. B. Bone Morphogenetic Proteins (BMPs) deutlich gesteigert werden [15]. Chondrozyten in einer 3-dimensionalen Suspensionskultur produzieren eine Matrix, welche in Morphologie und Zusammensetzung der „nativen" Matrix sehr ähnlich ist [5]. Die Daten implizieren, dass eine Reparatur kleinerer Knorpelschäden in vivo stattfinden könnte, zumindest bis zu dem Punkt des irreversiblen Substanzverlustes. Diese latent vorhandene, intrinsische Reparaturkapazität der Chondrozyten der Ausgangspunkt für die Bemühungen um eine Verbesserung der Reparatur größerer chondraler Defekte. Die Regeneration von Gelenkknorpel, d. h. die Bildung von neuem, dem hyalinen Gelenkknorpel identischem Gewebe, würde zu einer Restitutio ad integrum führen. Gelenkknorpel ist dazu jedoch offenbar nicht in der Lage. Somit bleibt derzeit nur die Möglichkeit, ein dem Gelenkknorpel möglichst ähnliches (nicht: identisches) Reparaturgewebe zu erzeugen, welches insbesondere den hohen biomechanischen Belastungen möglichst lange widersteht.

Verschiedene Zellpopulationen und Prozeduren sind hierbei experimentell bzw. klinisch bereits zur Anwendung gekommen. Dazu gehören Verfahren, die Zellen aus dem Knochenmark zu rekrutieren, wie z. B. Mikrofrakturierung, Anbohrung oder Abrasion. Dies führt aber zur Bildung von faserknorpeligen Reparaturgewebe [10]. Hierbei kommt es zur Differenzierung von mesenchymalen Zellen in Zellen mit den morphologischen Eigenschaften von Chondrozyten [33]. Nach kurzzeitiger Defektausfüllung kommt es jedoch langfristig in den meisten Fällen zum Untergang dieses Ersatzgewebes [11]. Daher wird neuerdings versucht, durch Defektauffüllung mit in Zellkultur vermehrten Spenderknorpelzellen die Bildung untypischer Gewebe zu verhindern. Dieses Verfahren, die autologe Chondrozytentransplantation (ACT), wird in den nächsten Kapiteln beschrieben.

Desweiteren gibt es eine Reihe von hormonellen (z. B. Wachstumsfaktoren), strukturellen (z. B. artifizielle Matrizes) und biomechanischen (z. B. Gelenkdistraktion und Continous Passive Motion) Möglichkeiten, die zellulären Reparaturmechanismen zu unterstützen.

Wachstumsfaktoren, wie z. B. insulin-like growth factors (IGF), transforming growth factor ß (TGFß), fibroblast growth factors (FGF), hepatocyte growth factor (HGF), etc. werden z. T. von Chondrozyten, mesenchymalen Zellen, Endothelzellen, Blutblättchen, etc. produziert und beeinflussen den Knorpelzellstoffwechsel und die Chondrogenese [35].

Artifizielle Matrizes können helfen, die dreidimensionale Verteilung der Zellen sowie die zelluläre Differenzierung zu beeinflussen [22]. Sie dienen als Transportsystem *in vitro* kultivierter Zellen und unterstützen z. T. die Bildung der extrazellulären Matrix im Rahmen des „tissue engineering". Zur Verwendung kommen derzeit eine Reihe von resorbierbaren und nicht resorbierbaren Materialien (Kollagene, Hyaluronsäure, Fibrin, Karbonfasern, Hydroxylapatit, synthetische Polymere, etc.), deren Eigenschaften und Wechselwirkungen weiterer Untersuchungen bedürfen [12].

Zusammenfassend muss festgestellt werden, dass keine der o. g. Methoden zu einer Regeneration des Gelenkknorpels führt. Eine indikationsgerechte Anwendung sowie die Kombination verschiedener Verfahren könnte jedoch zu einer langfristigen Reparatur des Defektes führen. Voraussetzung für die Optimierung dieses Prozesses jedoch ein besseres Verständnis der grundlegenden Reparaturmechanismen der Chondrozyten und des Gelenkknorpels. Trotzdem ist nach Lage der Dinge eine frühzeitige chirurgische Intervention, möglicherweise insbesondere die ACT, in der Lage, eine schicksalhafte Progression traumatischer Schäden in die Osteoarthrose zumindest hinauszuzögern.

Literaturverzeichnis

1. Aurich M, Poole AR, Reiner A, Mollenhauer C, Margulis A, Kuettner KE, Cole AA (2001): Type II collagen homeostasis in aging human ankle articular cartilage. Trans Orthop Res Soc 4th CM: 140
2. Aurich M, Poole AR, Mwale F, Reiner A, Mollenhauer J, Kuettner KE, Cole AA (2002): Differential degradation of collagen type II and IX in human knee and ankle cartilage. Tran Orthop Res Soc: 407
3. Aigner T, Dudhia J (1997): Phenotypic modulation of chondrocytes as a potential therapeutic target in osteoarthritis: A hypothesis. Ann Rheum Dis 56: 1–5
4. Aigner T, Glückert K, von der Mark K (1997): Activation of fibrillar collagen synthesis and phenotypic modulation of chondrocytes in early human osteoarthritic cartilage lesions. Osteoarthritis Cartilage 5: 183–189
5. Aydelotte MB, Kuettner KE (1988): Differences between subpopulations of cultured bovine articular chondrocytes. I. Morphology and cartilage matrix production. Connect Tiss Res 18: 205–22.
6. Aydelotte MB, Kuettner KE (1992): Heterogeneity of articular chondrocytes and chartilage matrix. In: Cartilage degradation: Basic and clinical aspects. Hrsg.: Woessner JF, Howell DS. New York, Marcel Dekker: 37–65.
7. Benton HP, Tyler JA (1988): Inhibition of cartilage proteoglycan synthesis by interleukin 1. Biochem Biophys Res Commun 154: 421–28
8. Bhakta NR, Garcia AM, Frank EH, Grodzinsky AJ, Morales TI (2000): The insulin-like growth factors (IGFs) I and II bind to articular cartilage via the IGF-binding proteins. J Biol Chem 275: 5860–6
9. Bruckner P, van der Rest M (1994): Structure and function of cartilage collagens. Microsc Res Tech 28: 378
10. Buckwalter JA, Lohmander S (1994): Operative treatment of osteoarthrosis: current practis and future development. J Bone Joint Surg Am 76A: 1405–1418
11. Buckwalter JA, Mankin HJ (1997): Articular cartilage. II. Degeneration and osteoarthrosis, repair, regeneration and transplantation. J Bone Joint Surg Am 79A: 612–632
12. Buckwalter JA, Mankin HJ (1998): Articular cartilage repair and transplantation. Arthr Rheum 41(8): 1331–1342
13. Dodge GR, Poole AR (1989): Immunhistochemical detection and immunhistochemical analysis of type II collagen degradation in human normal, rheumatoid and osteoarthritic cartilages and in explants of bovine articular cartilage cultured with interleukin-1. J Clin Invest 83: 647–61

14. Eyre DR, Wu JJ, Woods P (1992): The cartilage-specific collagens: Structural studies. In: Articular cartilage and osteoarthritis. Hrsg.: Kuettner KE, Schleyerbach R, Peyron JG, Hascall VC. New York, Raven Press: 119–31

15. Flechtenmacher J, Huch K, Thonar EJ-MA, Mollenhauer J, Davies SJ, Schmidt TM, Puhl W, Sampath K, Aydelotte MB, Kuettner KE (1996): Recombinant human osteogeneticprotein 1 (rHuOP-1) is a potent stimulator of synthesis of cartilage proteoglycans and collagens by human articular chondrocytes. Arthritis Rheum 39: 1896–1904

16. Gray ML, Pizzanelli AM, Grodzinsky AJ, Lee RC (1988): Mechanical and physicochemical determinants of the chondrocyte biosynthetic response. J Orthop Res 6: 777–92

17. Hardingham TE, Fosang AJ, Dudhia J (1994): The structure, funktion and turnover of Aggrecan, the large aggregating proteoglycan from cartilage. Eur J Clin Chem Clin Biochem 32: 249–53

18. Hascall VC (1997): Interactions of cartilage proteoglycans with hyaluronic acid. J Supramol Structure 7: 101–20

19. Häuselmann HJ, Flechtenmacher J, Michal L, Thonar EJMA, Shinmei M, Kuettner KE, Aydelotte MB (1996): The superficial layer of human articular cartilage is more susceptible to interleukin-1-induced damage than the deep layers. Arthritis Rheum 39: 478–88

20. Hopkins SJ, Humphries M., Jayson MIV (1988): Cytokines in synovial fluid. 1. The presence of biologically active and immunoreactive IL-1. Clin Exp Immunol 72: 422

21. Hunziker EB (1992): Articular cartilage structure in humans and experimental animals. In: Articular cartilage and osteoarthritis. Hrsg.: Kuettner KE, Schleyerbach R, Peyron JG, Hascall VC. New York, Raven Press: 183–99

22. Jansson V, Müller PE, Thal S, Arnholz C, Milz S, Koch KU, Refior HJ (2000): Ein neues resorbierbares Knochen-Knorpel-Ersatztransplantat. Orthopäde 29: 151–157

23. Jennings L, Hämmerle H, King KB, Wu L, Cs-Szabo G, Mollenhauer J (2001).: Metabolic Effects of Collagen Fragments on the Matrix Metabolism in Bovine and Human Chondrocytes. Connect Tissue Res 42:71–86

24. Kuettner KE, Thonar EJ-MA, Aydelotte MB (1990): Modern aspects of articular cartilage biochemistry. In: Cartilage Changes in Osteoarthritis. Hrsg.: Brandt KD. Indiana University School of Medicine, Indianapolis: 3–11

25. Lohmander LS, Hoerrner LA, Lark MW (1993): Metalloproteinases, tissue inhibitor, and proteoglycan fragments in knee synovial fluid in human osteoarthritis. Arthritis Rheumatism 36 (2): 181–9

26. Lohmander LS, Hoerrner LA, Dahlberg L, Roos H, Bjornsson S, Lark MW (1993): Stromelysin, tissue inhibitor of metalloproteinases and proteoglycan fragments in human knee joint fluid after injury. J Rheumatol 20: 1362–8

27. Maroudas A (1975): Biophysical properties of collagenous tissues. Biorheology 12: 233–48

28. Maroudas A, Schneidermann R, Popper O (1992): The role of water, proteoglycan and collagen in solute transport in cartilage. In: Articular cartilage and osteoarthritis. Hrsg.: Kuettner KE, Schleyerbach R, Peyron JG, Hascall VC. New York, Raven Press: 355–71

29. Palmoski MJ, Brandt KD (1984): Effects of static and cyclic compressive loading on articular cartilage plugs in vitro. Arthritis Rheum 27: 675–81

30. Poole AR (1995): Imbalances of anabolism and catabolism of cartilage matix components in osteoarthritis. In: Osteoarthritic Disorders. Hrsg.: Kuettner KE und Goldberg VM. Amer Acad Ortho Surg: 247–260

31. Sah RL, Kim YJ, Doong JY, Grodzinsky AJ, Plaas AH, Sandy JD (1989): Biosynthetic response of cartilage explants to dynamic compression. J Orthop Res 7: 619–636

32. Schenk RK, Eggli PS, Hunziker EB (1986): Articular cartilage morphology. In: Articular cartilage biochemistry. Hrsg.: Kuettner KE, Schleyerbach R, Hascall VC. New York, Raven Press: 3–22

33. Shapiro F, Koide S, Glimcher MJ (1993): Cell origin and differentiation in the repair of full thickness defects of articular cartilage. J Bone Joint Am 75A: 532–553

34. Smith JB, Bocchieri MH, Sherbin-Allen L, Borofsky M, Abruzzo JL (1989): Occurrence of interleukin-1 in human synovial fluid: detection by RIA, bioassay and presence of bioassay inhibiting factors. Rheumatol Int 9: 53–56

35. Trippel SB (1995): Growth factor actions on articular cartilage. J Rheumatol Suppl 43: 129–132

36. Walakovits LA, Moore VL, Bhardwaj N, Gallick GS, Lark MW (1992): Detection of stromelysin and collagenase in synovial fluid from patients with rheumatoid arthritis and posttraumatic knee injury. Arthritis Rheumatism 35: 35–42

37. Woessner JF (1995): Imbalance of proteinases and their inhibtors on osteoarthritis. In: Osteoarthritis Disorders. Hrsg: Kuettner KE und Goldberg VM. American Academy of Orthopaedic Surgeons Workshop April 1994, Monterey, California: 281–90

Kapitel 2 Von der Biopsie zur Zellkultur – Die ACT aus der Sicht eines Arzneimittelherstellers

Karin Steinbach

Einleitung

Chondrale Defekte können im Sinne einer biologischen Rekonstruktion vor allem durch die Techniken der Mikrofrakturierung, der Osteochondral-Transplantation (OCT) oder der Autologen Knorpelzell-Transplantation (ACT) therapiert werden [7]. Indikationen, die für die Anwendung einer ACT sprechen, sind im wesentlichen kleinere osteochondrale Defekte (< 14 cm² bzw. < 7 mm Tiefe) sowie die Osteochondrosis dissecans. Osteoarthrose, rheumatoide Arthritis, infektiöse Gelenkdestruktionen und osteochondrale Defekte über 14 cm² stellen dagegen eine Kontraindikation für die ACT dar. Als Rezepturarzneimittel unterliegen Knorpelzellsuspensionen und deren Herstellung zu Transplantationszwecken den Bestimmungen des Arzneimittelgesetzes (§ 13, Abs. 1), d. h., die Produktion bedarf einer Herstellungserlaubnis durch die zuständige Arzneimittelbehörde. Als weitere gesetzliche Grundlagen gelten für die Anwendung von Arzneimitteln beim Menschen, die Grundsätze und Leitlinien der „Guten Herstellungspraxis" (GMP). Die in diesem Zusammenhang zu erfüllenden Bedingungen für die Arzneimittel-Hersteller werden im Wesentlichen in den Richtlinien 75/319/EWG, 89/341/EWG und 91/356/EWG „zur Angleichung der Rechts- und Verwaltungsvorschriften über Arzneispezialitäten" beschrieben [4]. Danach ist der Inhaber einer Herstellungserlaubnis verpflichtet, zumindest „die im Gemeinschaftsrecht festgelegten Grundsätze und Leitlinien guter Herstellungspraktiken für Arzneimittel einzuhalten".

Die Leitlinien zur Guten Herstellungspraxis (GMP) enthalten zusammengefasst folgende Bestimmungen zur Sicherung der Produktqualität:
- Ein Qualitätssicherungssystem (Qualitätssicherung und kontrolle)
- Höchste Anforderungen an die Kompetenz des Personals
- Hohe Anforderungen an Räumlichkeiten und Ausrüstung
- Detaillierte Dokumentation des Herstellungsablaufs und der Qualitätskontrolle
- Anforderungen an die Produktion
- Kontrolle der Produktqualität

Herstellung von Knorpelzellsuspensionen nach AMG-Bestimmungen im Sinne des Tissue Engineerings

Gesetzliche Grundlagen der Guten Herstellungspraxis

Knorpelzellsuspensionen müssen, wie alle Rezepturarzneimittel, nach den Grundsätzen des Arzneimittelgesetzes (AMG) und der Guten Herstellungspraxis (GMP) hergestellt werden. Die Richtlinie zur Festlegung der Grundsätze und Leitlinien der Guten

Herstellungspraxis für zur Anwendung beim Menschen bestimmte Arzneimittel, 91/356/EWG, ist gesetzliche Grundlage der Arzneimittel-Herstellung und gilt innerhalb der Europäischen Gemeinschaft [4]. Sie dient der Angleichung der Rechts- und Verwaltungsvorschriften über Arzneispezialitäten:

> ❶ „Alle in der Gemeinschaft hergestellten oder in die Gemeinschaft eingeführten, zur Anwendung beim Menschen bestimmten Arzneimittel, einschließlich der zur Ausfuhr bestimmten Arzneimittel sollten in Übereinstimmung mit den Grundsätzen und Leitlinien der Guten Herstellungspraxis hergestellt werden."

Dies bedeutet konkret:

- Hersteller (= Inhaber einer Herstellungserlaubnis nach Artikel 15 der Richtlinie 75/319/EWG) sollen eine wirksame Qualitätssicherung der Herstellungsvorgänge gewährleisten und folglich ein *pharmazeutisches Qualitätssicherungssystem* einführen und betreiben.
- Die Beauftragten der zuständigen Behörden sollten in einem Bericht festhalten, ob sich der Hersteller an die GMP-Regeln hält; diese Berichte sollten auf die begründete Nachfrage den zuständigen Behörden eines anderen Mitgliedstaats übermittelt werden.
- Die GMP-Grundsätze und -Leitlinien sollten sich hauptsächlich mit dem Personal, den Räumlichkeiten und der Ausrüstung, der Dokumentation, der Produktion, der Qualitätskontrolle, der Auftragsherstellung, den Beanstandungen und dem Produktrückruf sowie den Selbstinspektionen befassen.

Das Labor für Tissue Engineering

Organisation und Räumlichkeiten

Zur Herstellung von Knorpelzellsuspensionen müssen aus Knorpelbiopsien zunächst funktionelle Chondrozyten isoliert, steril im Labor angezüchtet und vermehrt werden. Die Isolierung der vereinzelt in der Knorpelmatrix liegenden Zellen, die ihrerseits kaum durchblutet ist und für Nähr- und Botenstoffe deshalb eine Diffusionsbarriere darstellt, ermöglicht in der *in vitro*-Kultur zum einen die teilweise Regeneration des proliferativen Potentials der Chondrozyten, zum anderen die Steigerung der Syntheseleistung von Genen, die für die Bildung hyalinartigen Knorpels wesentlich sind. Knorpelzellsuspensionen, die nach *in vitro*-Expansion transplantiert werden, stellen ein sogenanntes Rezepturarzneimittel dar.

Alle Einrichtungen, Geräte, verwendeten Chemikalien und Arbeitsschritte müssen daher sowohl mit dem Arzneimittelgesetz (AMG), als auch mit der Betriebsverordnung für Pharmazeutische Unternehmen (PharmBetrV) und den EG-Leitlinien der Guten Herstellungspraxis (GMP) in Einklang stehen. Die Herstellung von Transplantaten, die mit humanen Zellen angereichert sind, unterliegt nicht dem Transplantationsgesetz. Zellfreie Transplantate wie metallische oder keramische Endoprothesen, Vliese, Fasermaterialien etc. sind dagegen als Medizinprodukte anzusehen, deren Verwendung lediglich einer Zertifizierung bedarf.

Die *in vitro*-Expansion von Chondrozyten basiert auf Standardtechniken der experimentellen Zellkultur [3, 6]. Ein GMP-gerecht geführtes Labor muss zu diesem Zwecke so ausgelegt und gestaltet sein, dass Risiken, die zu einer deutlichen Qualitätsminderung des Produktes führen, vermieden werden (■ Abb. 1). Ein GMP-Labor umfasst drei Teilbereiche:

a) Produktion Kontrolle durch Herstellungsleitung
b) Qualitätskontrolle
c) Externe Herstellungskontrolle

} Kontoll-Leitung

Für den Produktionsablauf sowie für die in diesem Zusammenhang anfallenden Dokumentationen ist im internen Laborbetrieb die Herstellungsleitung verantwortlich. Dieser Ablauf wird von einer externen Instanz, der Kontrollleitung, in regelmäßigen Abständen überwacht und die Überwachung dokumentiert (■ Tab. 1).

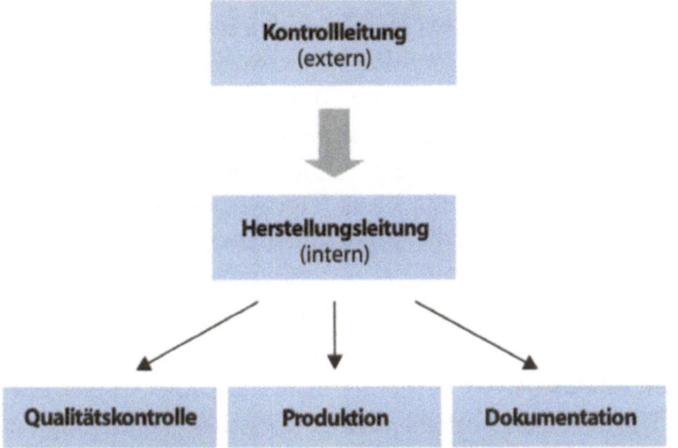

■ **Abb. 1.** Allgemeine Organisationsstrukturen für GMP-Laboratorien

■ **Tab. 1.** Verantwortlichkeiten der Teilbereiche

Produktion	Qualitätskontrolle	Dokumentation
Produktprüfung	geschultes Personal	Herstellungsvorschriften
Dokumentation	klar definierte Herstellungsverfahren (SAA/Qualitätshandbuch)	Verfahrensbeschreibungen (SAA)
Freigabeverfahren	validierte Prozesse Herstellungsprotokolle	Herstellungsüberwachung

Alle Arbeitsbereiche, in denen die Produktion bzw. Teilschritte der Produktion ablaufen, sollten in hohem Maße hygienisch und steril sein. Dies wird durch folgende Maßnahmen erreicht:

— Personen- und Materialschleusen
— Einrichtungen zur Reinigung, Sterilisation und Vorbereitung aller Apparaturen für sterile Manipulation der Gewebe und Nährlösungen

- Spezielle Arbeitsplätze für die sterile Entnahme und Anzucht von Zellen und Geweben (Isolatoren)
- Einrichtungen zur Sterilitätsprüfung und Qualitätskontrolle
- Spezifische Lagerhaltung und Dokumentation

Produktion

Die Produktionsvorgänge müssen grundsätzlich validiert sein und nach klar definierten Verfahren erfolgen; sie müssen den Grundsätzen der Guten Herstellungspraxis entsprechen, um zu Produkten zu führen, die die erforderliche Qualität aufweisen und mit der Herstellungserlaubnis und den jeweiligen Zulassungsunterlagen übereinstimmen. Das bedeutet im Besonderen, dass die Produktion von sachkundigem Personal ausgeführt und überwacht werden muss. Jeder Umgang mit Materialien und Produkten muss in Übereinstimmung mit schriftlich festgelegten Verfahren (den sog. Standardarbeitsanweisungen) durchgeführt und protokolliert werden. Die verwendeten Produkte und Materialien müssen auf jeder Verarbeitungsstufe vor mikrobieller und anderer Verunreinigung geschützt werden. Dazu ist es wesentlich, bei der Produktion „geschlossene Systeme" zu verwenden. Maßnahmen zur Verhütung von Kreuzkontaminationen und ihre Wirksamkeit müssen in regelmäßigen Abständen nach festgelegten Verfahren überprüft werden. Die Grundsätze der Guten Herstellungspraxis werden durch Validierungsstudien weiter gestärkt.

Diese werden nach festgelegten Verfahren durchgeführt und die Ergebnisse und Schlussfolgerungen protokolliert. Bei der Einführung einer neuen Herstellungsvorschrift, wird deren Eignung für den Routinebetrieb vorher nachgewiesen. Alle Arbeitsgänge und Verfahren werden in regelmäßigen Abständen einer kritischen Validierung unterzogen, um sicherzustellen, dass sie weiterhin zu den gewünschten Ergebnissen führen.

Isolierung und Anzucht humaner artikulärer Chondrozyten

Allgemeines

Die Vermehrung von isolierten humanen artikulären Chondrozyten erfolgt nach den klassischen Techniken der *in vitro*-Kultur. Diese Methode zur sterilen Zellanzucht wurde vor ca. einhundert Jahren entwickelt. Sie weckte gleichzeitig große Hoffnungen, beschädigtes Gewebe funktionell durch *in vitro* expandierte Zellen rekonstruieren zu können. Bereits 1912 wurden Transplantationen von Organen und Geweben bei Tieren erfolgreich durchgeführt. Man stellte dabei fest, dass autologe Transplantationen (d. h. genetisch gleiche Spender und Empfänger) nahezu immer erfolgreich verliefen, allogene oder xenogene Transplantationen (Spender und Empfänger sind genetisch nicht identisch, gehören jedoch der gleichen Spezies an) hingegen kritisch waren. Diese Untersuchungen beschäftigten sich jedoch ausschließlich mit der immunologischen Problematik bei Transplantationen (Abstoßungsreaktion, Sensibilisierung des Empfängers). Funktionelle Aspekte der transplantierten Zellen bzw. des Organs im Empfänger-Organismus wurden bei diesen Untersuchungen nicht berücksichtigt. Erst seit dem Einsatz von Zyklosporin A können allogene Transplantationen immer erfolgreicher durchgeführt werden. In den letzten 20 Jahren wurden weltweit über 500.000 Patienten mit einem Organtransplantat versorgt. Der eigentliche Bedarf konnte damit jedoch bei weitem nicht gedeckt werden.

Durch die Weiterentwicklung der *in vitro*-Kulturtechnik konnten in den letzten Jahren Möglichkeiten zur Deckung des Gewebe-/Organ-Bedarfs geschaffen werden. Beispielsweise ist es heute bereits möglich, Haut-, Knorpel- und Knochendefekte durch industriell gefertigte Gewebe und Zellen zu behandeln. Die Methodik des Tissue Engineerings scheint neuerdings weitere bedeutende Perspektiven bei der Regeneration komplexerer Gewebe und Organe zu Transplantationszwecken zu bieten. Unter Tissue Engineering versteht man dabei die interdisziplinäre Kooperation von medizinischen, biologischen, chemischen und technischen Disziplinen. Je nach Frage- bzw. Aufgabenstellung arbeiten dabei auch Teilgebiete dieser Bereiche zusammen. Eine aktuelle Anwendung im Bereich des Knorpel-Tissue Engineerings ist die ACT. Die notwendige *in vitro*-Anzucht der Chondrozyten im Labor ist dabei nicht trivial, da die expandierten Knorpelzellen rasch ihren knorpeltypischen Phänotyp verlieren. Dieses Phänomen zeigt sich sowohl morphologisch als auch auf Ebene der Gen- und Proteinexpression [5]. Die Etablierung geeigneter, den Phänotyp stabilisierender Expansionsbedingungen ist deshalb ein wesentlicher Schritt zur Herstellung eines qualitativ hochwertigen Transplantats.

In vitro-Kultur von humanen Knorpelzellen

Isolierung vitaler Chondrozyten zur *in vitro*-Expansion

Die ACT ist nach Empfehlung der ICRS (International Cartilage Repair Society) und der DGU/DGOOC Mittel der Wahl zur Behandlung von Knorpeldefekten zwischen 4 und 14 cm^2. Als Grundlage dieser Empfehlungen dienten dabei vor allem die bereits 1994 von Brittberg veröffentlichten Ergebnisse [1].

Bei der Durchführung einer ACT sind nach derzeitigem Stand der Technik grundsätzlich zwei Eingriffe beim Patienten erforderlich.

Dabei werden zuerst aus nicht belasteten Bereichen des Knorpels, im Falle des Knies z. B. aus der intercondylären Notch, zwei Knorpel-Knochen-Zylinder mit Hilfe einer Trephine entnommen. Diese Entnahmeform ist wichtig, um über eine exakte Orientierung der Knorpelschichten zu verfügen. Nur so kann gewährleistet werden, dass ausschließlich die Chondrozyten aus der radiären Zone des Gelenkknorpels zur Anzucht kommen (◘ Abb. 2). Diese Zellen bieten gegenüber denen aus anderen Schichten zwei entscheidende Vorteile: sie weisen zum einen ein sehr hohes Potential zur Bildung hyalinen bzw. hyalinartigen Knorpels auf, da sie in besonders großem Ausmaß Kollagen Typ II und Proteoglykane, die wesentlichen Bestandteile der Extrazellulären Matrix (ECM), exprimieren. Zum anderen zeigen Chondrozyten aus dieser Schicht weniger die Tendenz zur Transkription von IL-1 mRNA (eine Vorstufe der IL-1-Proteinsynthese). IL-1 ist einer der wesentlichen Entzündungsmediatoren und spielt im Arthroseprozess eine bedeutende Rolle.

In der Regel werden zwei Knorpel-Knochenzylinder entnommen, um zu Beginn der Zellkultur jeweils von ähnlichen Zellmengen ausgehen zu können (◘ Abb. 3). Dies ist eine wesentliche Voraussetzung zur Standardisierung der Kulturbedingungen trotz individueller Qualitätsunterschiede der jeweiligen Patientenzellen.

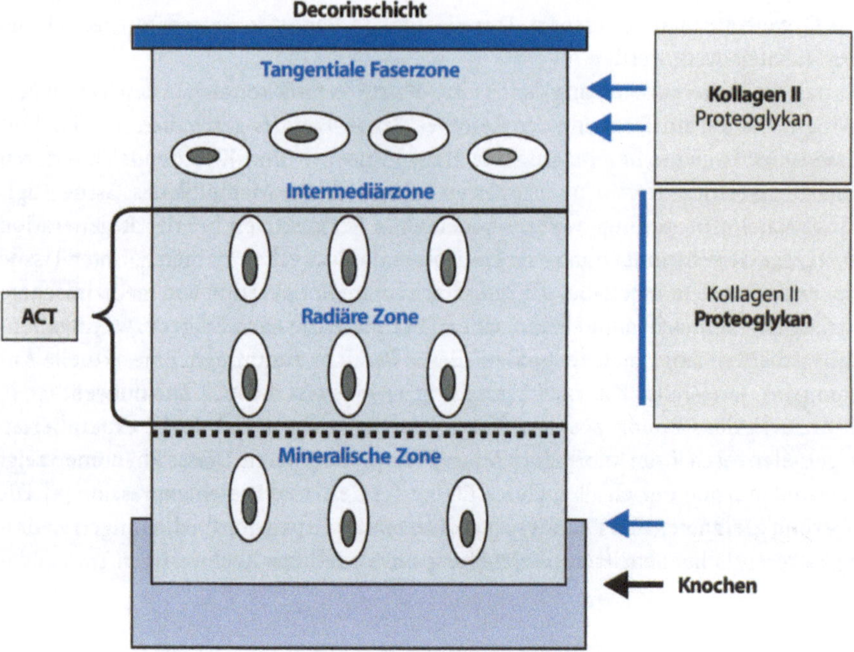

Abb. 2. Querschnitt durch artikuläres Knorpelgewebe (schematisch)

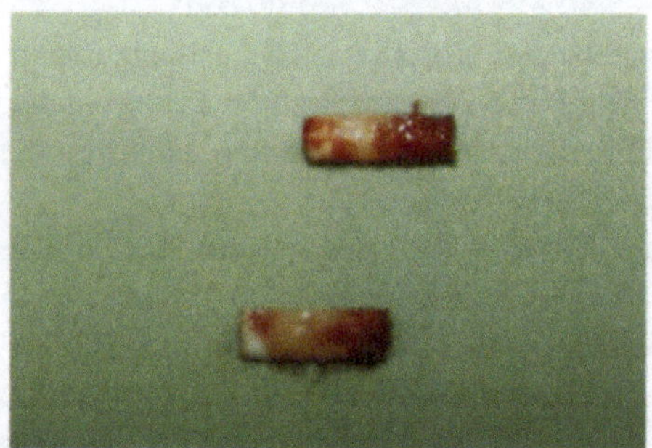

Abb. 3. Arthroskopische Entnahme der Knorpel-Zylinder: ∅ 4 mm; ca. 6 cm lang; ca. 5 x 10^4–10^5 Zellen

Nach ihrer arthroskopischen Entnahme werden die Stanzzylinder umgehend in ein Fläschchen mit Nährlösung überführt, dieses steril verschlossen und in der dafür vorgesehenen Transportbox arretiert. Zusammen mit der Knorpelbiopsie werden 150 ml Patientenblut ins Labor geschickt. Hieraus wird autologes Serum gewonnen, das ein wesentlicher Bestandteil des Mediums für die Zellanzucht ist. Zur Gewährleistung der Kühlung während des Transports werden Kühlaggregate in der Transportbox plaziert, diese sollten zuvor bei ca. –20 °C gelagert werden. Bei Verwendung kälterer Aggregate (beispielsweise aus der –80 °C-Truhe), können Blut und Biopsie einfrieren, wodurch zum einen die Qualität der aus der Biopsie zu isolierenden Knorpelzellen leiden würde und zum anderen aus gefrorenem, hämolytischem Blut kein Serum mehr gewonnen werden kann (Abb. 4).

Der Patient müsste in diesem Fall erneut zur Blutabnahme einbestellt werden, die Zellanzucht würde sich dadurch verlängern und, wie unten beschrieben, die Zellqualität damit wesentlich beeinträchtigen.

Nach Eingang der Transportbox mit Biopsie und Blut im Labor, wird diese zunächst auf Unversehrtheit überprüft. Anschließend sorgt ein Abgleich der Patientendaten für die Vermeidung von Verwechslungen. Danach werden die Biopsien in die Reinraumtechnischen Anlagen des Labors eingeschleust. Serumgewinnung, Zellisolation, Zellvermehrung und Zellernte erfolgen von jetzt an mit Hilfe der sogenannten Isolatortechnologie, die höchste Sicherheit bei der Arzneimittelherstellung gewährleistet.

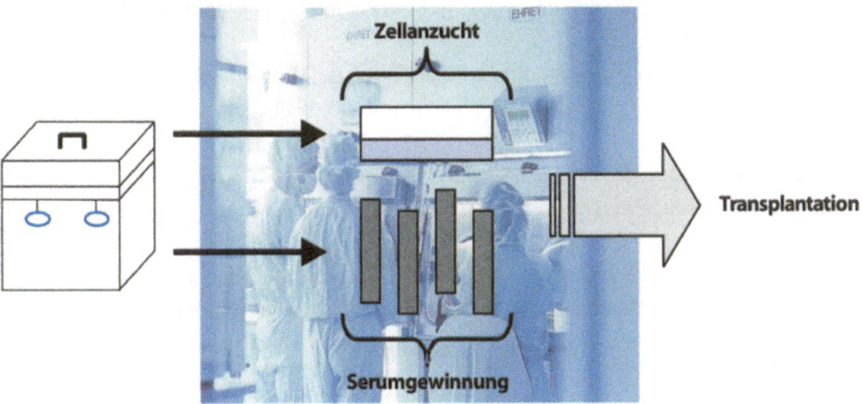

Abb. 4. Expansionsprozess, schematisch

Serumgewinnung

Zuerst wird aus dem Patientenblut durch Zentrifugation autologes Serum gewonnen. Dieses wird anschließend sterilfiltriert, portioniert und eingefroren. Im Serum sind wichtige Wachstumsfaktoren, Proteine, Aminosäuren etc. mit zum Teil noch unbekannter Zusammensetzung enthalten, die die *in vitro*-Zellanzucht beschleunigen und über einen längeren Zeitraum eine hohe Zellvitalität gewährleisten.

Typischerweise werden bei der *in vitro*-Zellkulturtechnik dem Kultivierungsmedium 10 % FCS (*Fetal Calf Serum*) zugesetzt. FCS eignet sich jedoch zur Chondrozytenexpansion aus zwei Gründen nicht: zum einen könnte es aufgrund der unterschiedlichen Spezies (Rind-Mensch) zu Immunreaktionen kommen, die aktuelle BSE-Problematik unterstreicht dieses Problem zusätzlich. Zum anderen zeigen Chondrozyten, die mit FCS kultiviert werden, eine typisch fibroblastöse Morphologie, die eindeutig als Anzeichen einer bereits beginnenden Dedifferenzierung der Knorpelzellen zu werten ist (Abb. 5 a,b).

Gewinnung der Knorpelbiopsie aus den Stanzzylindern und Zellisolation

Die Knorpel-Knochen-Stanzen werden im Isolator in sterile Petrischalen überführt. Zunächst werden die *Tangentiale Faserzone* und die *Intermediäre Schicht* (s. Abb. 2) entfernt und verworfen, da die Chondrozyten hier einerseits hauptsächlich das für die Bildung von Faserknorpel verantwortliche Kollagen 1 (Col2A1) exprimieren und ande-

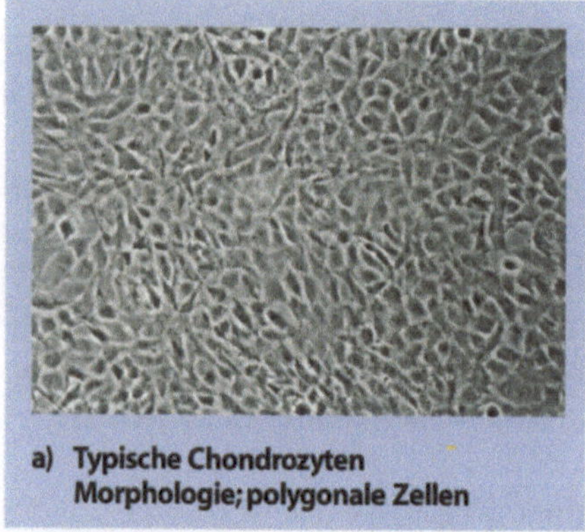

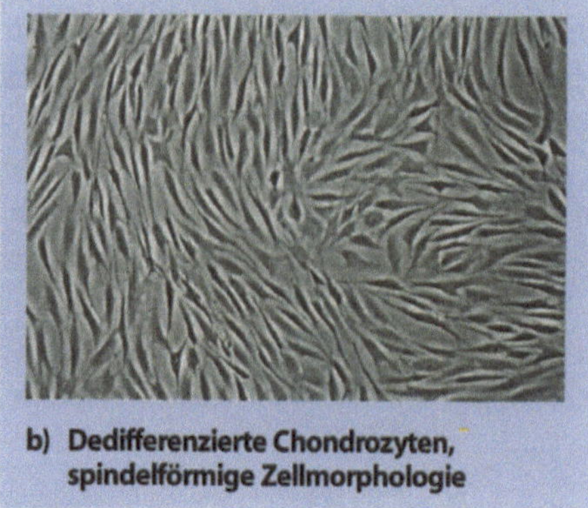

Abb. 5. Morphologie von Chondrozyten in Primärkultur (links) und nach Dedifferenzierung (rechts)

rerseits in diesen Schichten eine mRNA-Expression des proinflammatorisch wirkenden Proteins IL-1 nachgewiesen werden konnte (**Abb. 6a, 6b;** exemplarisch bei einem Patienten).

Die isolierte *Radiäre Schicht* wird zerkleinert und in eine Mischung aus verschiedenen Enzymlösungen überführt (**Abb. 6c**). Diese bauen die Knorpelmatrix so ab, dass einzelne Chondrozyten vorliegen, die anschließend in Kultur genommen werden können.

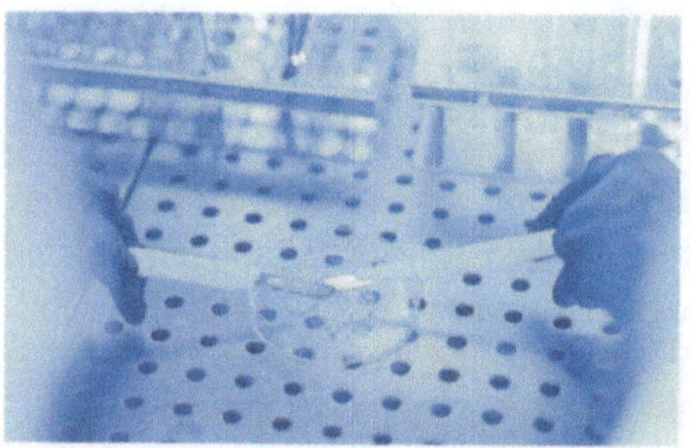

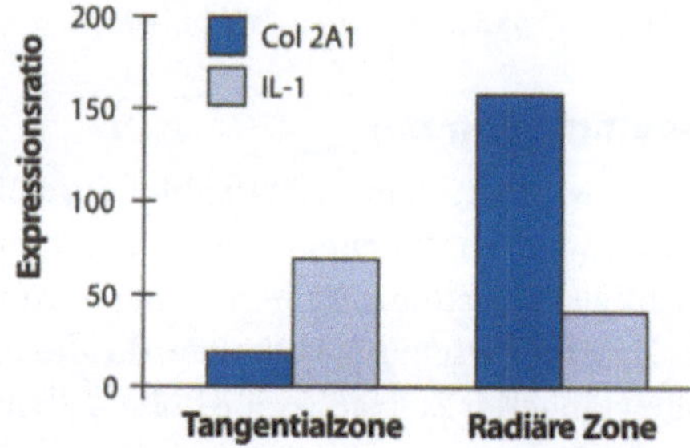

Abb. 6a. Zerkleinern der Knorpelbiopsie

Abb. 6b. Schichtenabhängige Genexpression für Kollagen Typ I und IL-1

Zellvermehrung und Zellernte

Nach Abtrennung der Enzymlösung von den Chondrozyten, werden diese in speziellen Kulturmedien aufgenommen, deren Zusätze durchweg zertifiziert sind. Dem Zellkulturmedium wird ausserdem 10 % autologes Serum zugesetzt. Nach der Aussaat werden die Zellen in einem Brutschrank bei 37 °C und 5 % CO_2 in patientenspezifischen Fächern inkubiert. Temperatur und CO_2-Gehalt werden während der Expansion permanent elektronisch überwacht. Ein Indikator im Zellkulturmedium sorgt zusätzlich für eine visuelle Kontrolle des pH-Werts. Die Zellen befinden sich in einer Zellkulturflasche, wo sie in zweidimensionaler Umgebung am Substrat adhärieren und anfangen zu proliferieren. Die Dauer der Zellanzucht beträgt standardmäßig zwölf Tage.

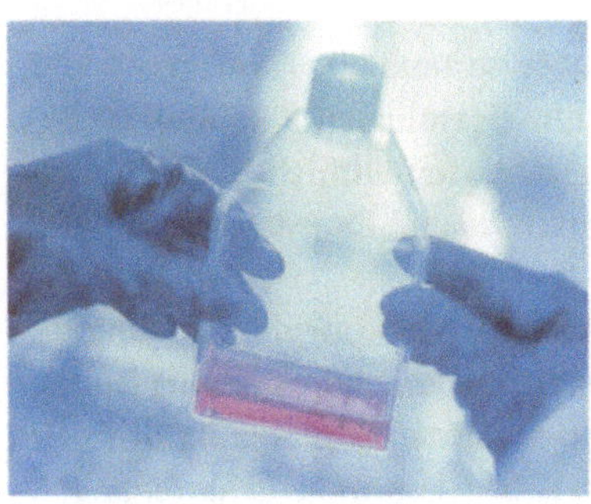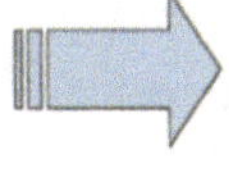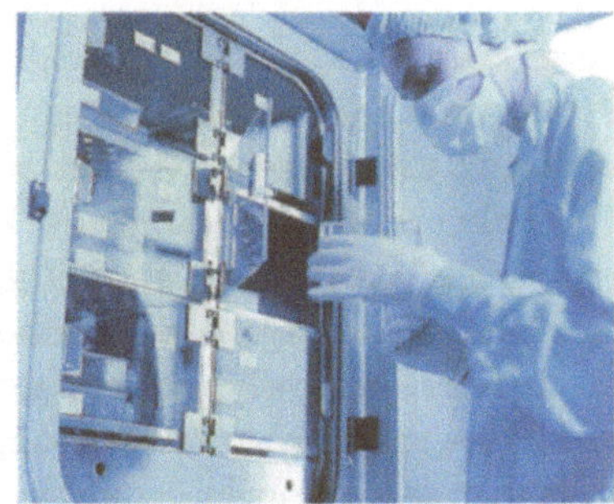

Abb. 6c. Knorpelbiopsie in Enzymlösung

Abb. 6d. Expansion im Inkubator und Expansionsüberwachung im GMP Labor

Die Expansion wird dabei täglich mindestens einmal überwacht und dokumentiert.

Am Ende der Expansionszeit werden die Chondrozyten wiederum enzymatisch von ihrem Substrat abgelöst und zur Transplantation in spezielles Transplantationsmedium aufgenommen. Diese Suspension wird dann steril in sogenannte Transportfläschchen überführt, diese mit einer Bördelkappe verschlossen und gekühlt zum Anwender zurück versendet. Von der Zellsuspension wird ein Aliquot zurückbehalten, um die Anzahl der geernteten Chondrozyten sowie ihre Vitalität zu bestimmen und die Qualität der Zellen bezüglich ihres Potentials, knorpelrelevante Gene zu exprimieren, zu untersuchen.

GMP-gerechte Qualitätssicherung eines Knorpelzelltransplantats

Methoden der Qualitätssicherung

Die Qualität der angezüchteten Chondrozyten wird in drei unabhängigen Teilbereichen untersucht und verifiziert:

a) durch Sterilitätsuntersuchungen während des gesamten Expansionsverlaufs
b) durch zellbiologische Untersuchungen
c) durch molekularbiologische Untersuchungen

A) Zellbiologische Methoden

Einen wichtiges Kriterium für die Analyse der Zellqualität ist die Bestimmung ihrer Vitalität. Vitalitätstests werden verwendet, um den Anteil lebender Zellen nach einer möglicherweise traumatischen Prozedur, z. B. nach Zelltrennung oder enzymatischer Ablösung, zu bestimmen. Vitalitätstest stützen sich auf die veränderte Membrandurchlässigkeit abgestorbener Zellen, bei der Farbstoffe, für die die Zellmembran normalerweise nicht durchlässig ist, aufgenommen werden.

Vitale Zellen nehmen derartige Farbstoffe, z. B. Trypanblau, nicht auf. Trypanblau diffundiert bei toten Zellen ins Cytoplama und färbt dieses blau. Um ein vollwertiges Knorpelregenerat zu erzielen, sollten Knorpelzellen in Suspension nach Zellernte eine Vitalität von mindestens 85 % aufweisen.

Im allgemeinen liefert die *in vitro*-Morphologie der angezüchteten Zellen bereits während der Expansion Hinweise auf deren Qualität. Nicht oder kaum dedifferenzierte Chondrozyten besitzen typischerweise eine polygonale Zellmorphologie (Abb. 5a) und damit noch die Fähigkeit zur Synthese der wichtigsten Bestandteile (Kollagen Typ II, Proteoglykane) ihrer Matrix. Knorpelzellen, die ihren eigentlichen Phänotyp bereits verloren haben, zeigen eine eher spindelförmige, Fibroblasten-ähnliche Gestalt in der Phasenkontrast-Mikroskopie (◻ Abb. 5b). Ihr Potential zur Expression knorpel-spezifischer Matrix-Gene ist stark vermindert.

Das Problem, dass Chondrozyten bei der *in vitro*-Anzucht ihre Morphologie und da-mit auch ihre knorpeltypischen Eigenschaften verlieren, tritt mit zunehmender Kultur-dauer bzw. mehrfacher Passagierung der Zellen in verstärktem Maße auf. Allgemein kann man sagen, je mehr Populationsverdoppelungen die Chondrozyten durchlaufen, um so mehr dedifferenzieren sie, selbst in der Primärkultur. Zur Herstellung qualitativ hochwertiger Chondrozyten für Transplantationszwecke sollten diese deshalb höch-stens zwei bis drei Wochen *in vitro* angezüchtet werden. Zu diesem Zeitpunkt besitzen die Knorpelzellen noch ihre typischen morphologischen Eigenschaften.

Eine genaue Analyse des Differenzierungszustandes der angezüchteten Knorpel-zellen erfolgt nach der Zellernte mit Hilfe moderner molekularbiologischer Methoden auf Genebene. Die PCR-Technologie ermöglicht es hier, Genprodukte quantitativ exakt zu erfassen und somit auch individuelle Schwankungen der Knorpelzellqualität zu be-rücksichtigen.

B) Molekularbiologische Methoden

Mit Hilfe der PCR-Technologie wird die Chondrozyten-Qualität auf zwei Aspekte hin geprüft:

1.) Untersuchung der *in vitro*-Kultur auf Kontaminationen durch Mykoplasmen mit Hilfe der besonders sensitiven *„Nested PCR"*.

2.) Quantitative Untersuchung des chondrogenen Phänotyps:
- zelluläre Expressionsleistung bezüglich der Gene Kollagen Typ II, Kollagen Typ I, Aggrekan, BMP-2 und IL-1 auf Genebene mit Hilfe einer „Echt-Zeit-RT-PCR" (LightCycler®, Fa. Roche).

◻ Abb. 7 zeigt schematisch das Prinzip der PCR (Polymerase-Chain-Reaction).

Mittlerweile hat die Anwendung der PCR zur Amplifikation von Nukleinsäuren in der molekularen Diagnostik weite Verbreitung erfahren.

Aus Zellen werden zunächst durch Zelllyse Nukleinsäuren (RNA und DNA) iso-liert. Mit Hilfe einer Säulenchromatographie erfolgt anschließend die Trennung von RNA und DNA. Die RNA-Konzentration im Eluat wird UV-photometrisch (bei 260 nm) bestimmt. Die sogenannte mRNA (messenger RNA) ist die Kopie eines aktiven Gen-stückes des gesamten chondrozytären Genoms zum Zeitpunkt der Zellernte und Be-standteil der Gesamt-RNA.

Das Enzym Reverse Transkriptase (RT) wird aus RNA-Viren isoliert und ist in der Lage, mRNA in sogenannte cDNA (complementary DNA) umzuschreiben. Diese dient dann als Matrize zur Vervielfältigung spezifischer Genabschnitte. Der Reaktionsstart erfolgt durch genspezifische Primer (Startermoleküle), die Katalyse und Kettenver-längerung durch ein besonders hitzestabiles Enzym aus der Klasse der DNA-Polymer-asen. Die in einem bestimmten Reaktionszeitraum gebildeten Genprodukte werden mit Hilfe der LightCycler®-Technologie quantitativ erfasst und ausgewertet.

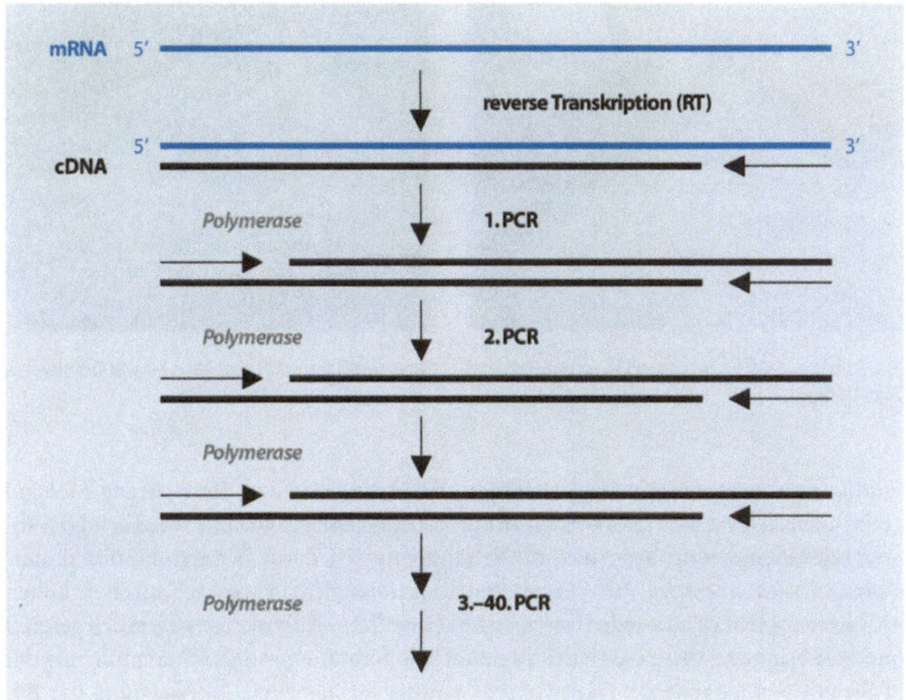

Abb. 7. Prinzip der RT-PCR

Der direkte Nachweis spezifischer Mykoplasmen (Zellparasiten) -DNA in Zellkultur-
überstand und Zellen selbst, erfordert wegen der zum Teil geringen Konzentrationen
an Fremd-Nukleinsäuren sensitive Methoden.

Zur Detektion parasitierender Organismen, wird deshalb die sogenannte „Nested
PCR" eingesetzt. Hier werden zwei aufeinanderfolgende PCR-Ansätze mit zwei unterschiedlichen Primerpaaren durchgeführt. Dies führt zu einer signifikanten Erhöhung
von Spezifität und Sensitivität bei der DNA-Detektion.
In der molekularbiologischen Praxis zur Sicherung der Produktqualität wird die DNA
gängiger Mykoplasmen-Stämme gemeinsam mit der aus Patientenzellen isolierten DNA
mittels „Nested PCR" amplifiziert.

Die Analyse der Amplifikate erfolgt über ein Agarose-Gel (Abb. 8) und zeigt, ob
die Patientenprobe positiv oder negativ ist. Bei positivem Befund dürfen Transplantate
nicht ausgeliefert werden.

Während bei der Mykoplasmenkontrolle DNA isoliert und amplifiziert wird, erfolgt die quantitative Untersuchung des zellulären Phänotyps über die Zwischenstufe
mRNA (s. Abb. 7). Die sogenannte mRNA spiegelt dabei eine Kopie aller Genstücke
wider, die zum Zeitpunkt einer Zellstimulation aktiv waren. Nach Umschreibung der
mRNA in eine cDNA, wird diese amplifiziert und auf spezifische Gene wie beispielsweise Kollagen Typ II hin untersucht. Dazu werden dem Reaktionsgemisch gen-
spezifische Primer zugesetzt.

Gemäß des Prinzips einer Kettenreaktion verläuft die PCR in drei Reaktionsteil-
schritten, nämlich der sogenannten Initiation, Elongation und Termination. Beim

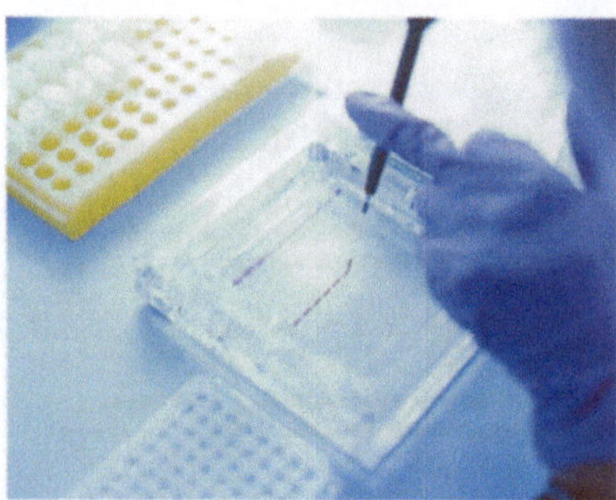
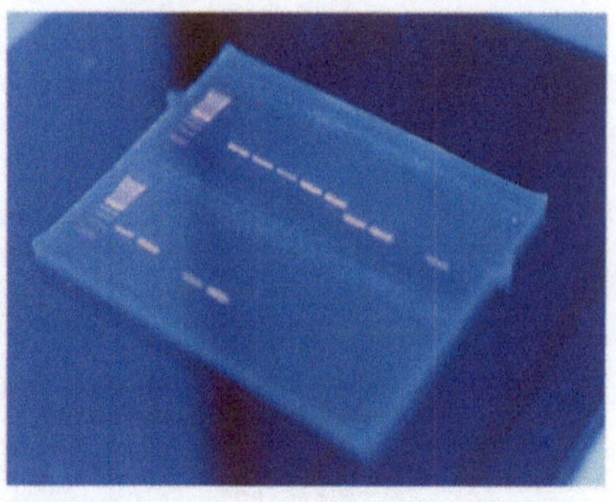

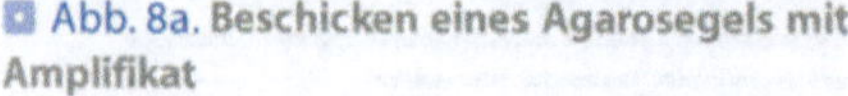

Abb. 8a. Beschicken eines Agarosegels mit Amplifikat

Abb. 8b. Amplifikat-Analyse nach Gelelektrophorese

Initiationsschritt wird die doppelsträngige DNA zunächst zum Einzelstrang-Molekül entspiralisiert, um die Primer-Anlagerung zu ermöglichen. Typischerweise erfolgt während der Elongationsphase dann die Verlängerung des durch Primerinitiation gestarteten Schwesterstranges. Die für diesen Reaktionsschritt charakteristischen hohen Aktivierungsenergien werden durch Zugabe einer DNA-Polymerase wesentlich gesenkt und die Strangsynthese damit beschleunigt. Die computergestützte Durchführung der PCR mit dem sognannten LightCycler® ermöglicht hier eine Überwachung der Bildung des Genprodukts zu jedem beliebigen Zeitpunkt während der Reaktion sowie dessen relative Quantifizierung durch Messung der Intensität eines im Doppelstrang interkalierenden Fluoreszenzfarbstoffes (Abb. 9).

Die quantitative Auswertung der Kollagen Typ II-Genexpression liefert beispielhaft folgendes Ergebnis (Abb. 10)
In der Primärkultur (po) ist die Expressionsleistung von Kollagen Typ II um ca. Faktor 70 gegenüber allen weiteren Passagen erhöht. Das Einfrieren bzw. Passagieren von Chondrozyten sowie deren Kultivierung über einen längeren Zeitraum in der Primärkultur ergeben deutlich verminderte Kollagen Typ II-Expressionsraten [2].

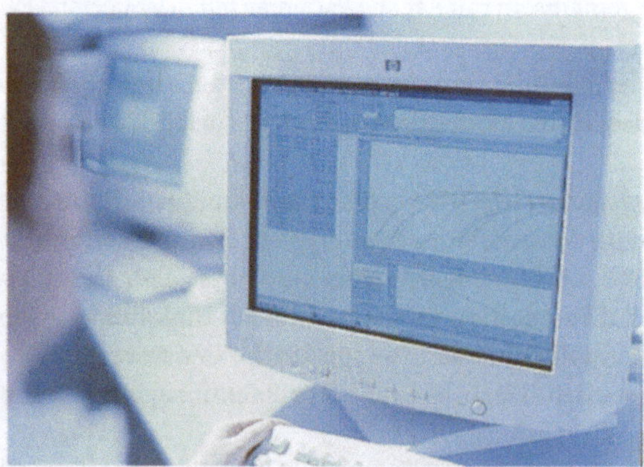

Abb. 9. Computergesteuerte quantitative LightCycler®-PCR

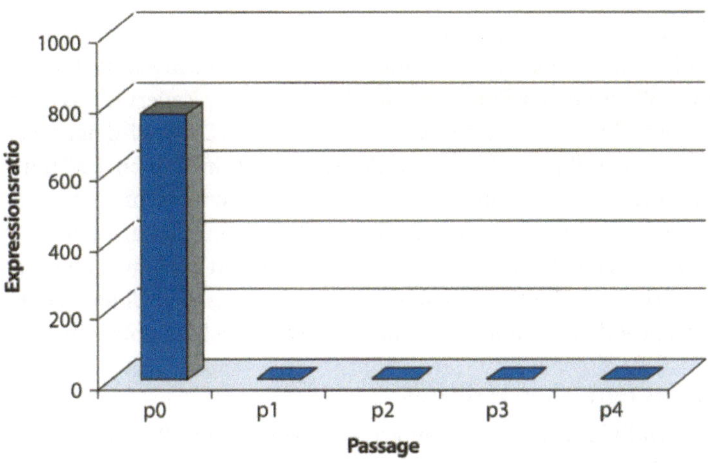

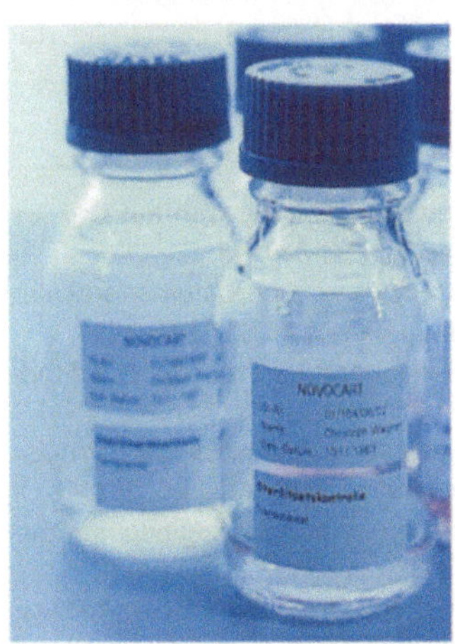

Abb. 10. Kollagen Typ II-Expression als Funktion der Zellpassage

C) Sterilitätsuntersuchungen

Eine weitere Säule zur Sicherung der Produktqualität beruht auf der Gewährleistung der Sterilität der Zellen im Herstellungsverlauf. Während des Expansionsablaufs werden zu diesem Zweck dreimal Proben entnommen und in einem mikrobiologischen Speziallabor auf Sterilität untersucht (Abb. 11). Die Probennahme erfolgt dabei:

a) bei Eingang der Biopsie (Explantat)
b) vier Tage vor Auslieferung der Zellsuspension
c) einen Tag vor Auslieferung der Zellsuspension

Abb. 11. Gefäße für Sterilitätsuntersuchungen

Alle Proben werden vierzehn Tage lang inkubiert und jeweils an zwei Zeitpunkten auf Kontaminationen durch anaerobe und aerobe Bakterien sowie durch Hefen und Pilze untersucht.

Die erste Probe wird am Tage des Explantateingangs entnommen, indem nach neun bzw. vierzehn Tagen Inkubationsdauer die Sterilität der Nährlösung, in der die Biopsie lagert, bestimmt wird. Während der Expansion wird vier Tage vor Zellernte aus allen angesetzten Flaschen eine Probe Zellkulturmedium entnommen. Diese wird nach vier bzw. wiederum nach vierzehn Tage analysiert. Bei Zellernte wird ein Tropfen des Transplantats zur Sterilitätsprüfung entnommen und nach einem bzw. vierzehn Tagen mikrobiologisch untersucht. Die Auslieferung des Knorpelzell-Transplantats kann nur erfolgen, wenn bezüglich der Sterilität die vorläufigen Proben von Explantat, Medium und Transplantat negativ sind. Die Ergebnisse aller mikrobiologischen Untersuchungen werden detailliert protokolliert und in sogenannten Prüfberichten dokumentiert.

Externe Kontrolle des Herstellungsablaufs

Zum Abschluss jedes individuellen Herstellungsprozesses wird die Produktqualität anhand der Kriterien *Sterilität* und *Phänotyp* der angezüchteten Knorpelzellen bewertet. Die Ergebnisse des Herstellungsablaufs werden in sogenannten Prüfberichten dokumentiert. Im Eingangsprüfbericht werden zunächst die Ergebnisse der Sterilitätsuntersuchungen des Explantats erfasst. Der Ausgangsprüfbericht enthält Angaben über die Steriliät des Mediums während der Expansion sowie über den Phänotyp der geernteten Chondrozyten und wird bei Transplantatausgang erstellt. Der Abschlussprüfbericht enthält schließlich Angaben über die abschließende Sterilität des Transplantats, die zwei Wochen nach Transplantatausgang ermittelt wird.

Alle Prüfberichte müssen sowohl von den jeweils durchführenden Operatoren als auch von der Herstellungsleitung auf Vollständigkeit überprüft und unterschrieben werden.

Des Weiteren verlangt das Arzneimittelgesetz, dass nach Erstellung aller Prüfberichte diese von einem externen, sogenannten Qualitätssicherheitsbeauftragten nochmals auf Vollständigkeit überprüft und unterschrieben werden müssen.

Literatur

1. Brittberg, M.; et al. (1994) Treatment of deep cartilage defects in the knee with autologous chondrocyte transplantation. New England Journal of Medicine 331(14): 889–95.
2. Dell'Accio, F.; et al. (2001) Molecular markers predictive of the capacity of expanded human articular chondrocytes to form stable cartilage in vivo. Arthrithis and Rheumatism, 44 (7): 1608–1619.
3. Et al.Griffiths, J.B.; Newell, D.G. (1998) Cell and Tissue Culture: Laboratory Procedures. Edited, Chichester, UK, Wiley & Sons.
4. Auterhoff, G. (2000) EG-Leitfaden einer Guten Herstellungspraxis für Arzneimittel mit Betriebsverordnung für pharmazeutische Unternehmer. ECV-Verlag, Aulendorf, BRD
5. Freed, L.E., et al. (1999) In vitro modulation of chondrogenesis. Frontiers in Tissue Engineering 367: 46–58.
6. Jakoby, W.B. and Pastan, I.H. (1979) Cell and Tissue Culture. Edited, San Diego, CA, Academic Press.
7. Weise, K., et al. (2000) Die operative Behandlung von Gelenkknorpeldefekten unter besonderer Berücksichtigung der autologen Knorpelzell-transplantation: Grundlagen, Ergebnisse, Ausblick. OP-Journal 16: 150–159.

Kapitel 3 Qualitätssicherung in der therapeutischen Zellkultur: zell- und molekularbiologische Aspekte

Wilhelm K. Aicher
Christoph Gaissmaier

Allgemeine Einleitung

Vor etwa einhundert Jahren wurden die Methoden zur sterilen *in vitro* Kultur von menschlichen Zellen entwickelt und gleichzeitig große Hoffnungen geweckt, dass durch Verletzungen oder durch Krankheit beschädigte Gewebe funktionell durch *in vitro* expandierte Zellen rekonstruiert werden könnten. Bereits 1912 erschien das Buch von Georg Schöne, welches aufbauend auf Tierversuchen die wesentlichen Regeln erfolgreicher Transplantationen von Organen oder Geweben zusammenfasst. Er stellte fest, dass die autologe Transplantation, bei der Organspender und -empfänger genetisch identisch sind, beinahe immer erfolgreich ist. Die allogene Transplantation dagegen, bei der Spender und Empfänger nicht identisch sind aber der selben Spezies angehören oder gar xenogene Transplantation (über Speziesgrenzen hinweg), sei immer mit Problemen behaftet. Seine Studien richteten sich allerdings ausschließlich auf die immunologische Problematik der Transplantation (Abstossungsreaktion, Sensibilisierung des Empfängers etc.) und waren weit entfernt von Untersuchungen zu funktionellen Aspekten der transplantierten Zellen bzw. des Transplantates im Empfängerorganismus.

Erst seit dem Einsatz von Zyklosporin A seit den 50er Jahren des letzten Jahrhunderts können allogene Transplantationen, das heißt Transplantationen von ausgewählten, immunkompatiblem Spendern der selben Spezies, immer erfolgreicher durchgeführt werden. In den letzten 20 Jahren wurden weltweit über 500 000 Patienten mit einem Organtransplantat versorgt. Der Bedarf an Transplantaten ist aber bei weitem höher. Um diesen enormen Bedarf mit neuen Methoden zu decken sind in jüngster Zeit die Techniken der *in vitro* Kultur humaner Zellen soweit entwickelt worden, dass heute zumindest für die Versorgung von Hautdefekten, Knorpel- oder Knochendefekten industriell gefertigte, zumeist autologe Gewebe und Zellen für die Versorgung der Patienten zur Verfügung stehen [12]. Durch eine systematische Verbesserung der Methodik des Tissue Engineering hofft man in Zukunft auch komplexere Gewebe und Organe für therapeutische Zwecke zu schaffen [17].

Tissue engineering basiert einerseits auf den Techniken zur Isolierung und *in vitro* Expansion funktioneller Zellen unter sterilen Bedingungen zum Zwecke der Transplantation. Andererseits kommen insbesondere beim Aufbau komplexerer Strukturen neben den medizinischen Disziplinen wie Physiologie, Histologie, Anatomie auch andere biologische Fächer und vor allem Materialwissenschaften und verschiedene Aspekte der Ingenieurswissenschaften dazu (Abb. 1). Die industrielle Fertigung von relativ einfachen funktionellen Strukturen für die Patientenversorgung, wie z. B. defekte Herzklappen, sind eine Herausforderung für Ärzte, Ingenieure und Naturwissenschaftler. Heute arbeiten verschiedene Experten bereits daran, differenzierte Zellen *in vitro* zu

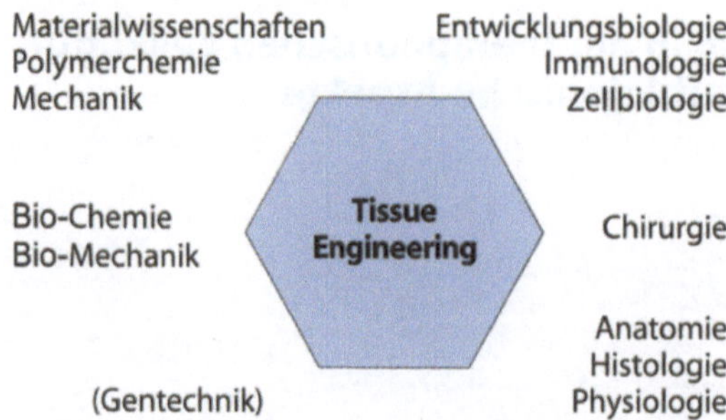

Abb. 1. Tissue engineering. Tissue engineering stellt eine interdisziplinäre Forschungsrichtung dar, bei der basierend auf den Techniken zur sterilen Isolierung humaner Zellen und deren in vitro Vermehrung defekte Gewebe oder Organ(teile) funktionell ersetzt werden sollen. Die Erfahrungen der Transplantationschirurgie, Unfallchirurgie, biologischer und technischer Disziplinen fließen in die Entwicklungen ein.

vermehren um z. B. Inselzellen des Pankreas, funktionelle Drüsen oder ganze (Teil-) Organe ersetzen zu können. Dafür bedarf es einer engen Kooperation zwischen verschiedenen Experten der biomedizinischen und technischen Disziplinen (vgl. Abb. 1). Der Einsatz von autologen adulten Vorläuferzellen und deren Differenzierung in die spezialisierten Effektorzellen zum Tissue engineering steht nach wie vor erst am Beginn der Entwicklung und stellt möglicherweise als autologe Zelltherapie in der Zukunft eine interessante Ergänzung der heutigen Methoden dar.

Die aktuellen Konzepte zur autologen Chondrozytentransplantation (ACT) sind im eigentlichen Sinne ebenfalls Zelltherapien, da Suspensionen von Chondrozyten appliziert werden. Neben der sterilen Kultur von geeigneten Zellen zur Transplantation, ist auch die Entwicklung organspezifischer Matrices, in welche die Zellen gegebenenfalls eingebracht werden können, für das Tissue Engineering vorangetrieben worden. Die ersten Erfahrungen mit Matrices basieren vor allem auf der Applikation zellfreier Gerüststrukturen, in welche Fibroblasten, Osteoblasten oder andere Zellen im Falle der Wundheilung einwachsen und so ein dreidimensionales Regenerat bilden. Durch Zugabe von Zytokinen oder Wachstumsfaktoren in die Gerüstmaterialien oder zu den Zellsuspensionen kann das Wachstum der Zellen *in vitro* beschleunigt und auch die Integration in den Defekt verbessert werden. Alternativ zur Zugabe von Wirkstoffen, welche die Defektheilung fördern, wurde auch die Verwendung von gentechnisch veränderten Zellen zur Transplantation diskutiert; und in Pilotstudien auch klinisch angewendet [8]. Gentechnisch veränderte Zellen können z. B. autokrin Wachstumsfaktoren oder Entzündungshemmer sekretieren [7, 18]. Der Einsatz gentechnisch veränderter Zellen auf breiterer Basis steht aber aufgrund biologischer Sicherheitsbedenken und wegen rechtlichen Bestimmungen ebenfalls erst am Anfang der Entwicklung [15]. In Tierversuchen werden aber mit gentechnisch veränderten Zellen kliniknahe Behandlungen erfolgreich durchgeführt, und in mehreren Studien wurde die generelle Wirksamkeit gentechnischer Behandlungsstrategien von Patienten unter geeigneten Bedingungen nachgewiesen.

Gesundes autologes Gewebe bildet in einem funktionellen Lager, d. h. in einer gesunden Gewebsumgebung, ein sehr gutes Transplantat. So wird z. B. autologer Knochen häufig als cortikospongiöser Span vom Beckenkamm gewonnen und für Rekonstruktionen an anderen Stellen, nach Entfernung defekter Gewebe, verwendet. Jährlich werden mehr als eine Million autologe Knochentransplantationen in den westlichen Ländern durchgeführt. Allogene Knochentransplantationen finden klinisch ebenfalls Anwendung. Allogenes Spendermaterial muss aber wegen des Risikos der Übertragung von Infektionen sehr sorgfältig ausgesucht werden.

Im Gegensatz zur autologen Knochentransplantation, sind erfolgreiche Verfahren zur autologen Knorpeltransplantationen erst in den letzten 15 Jahren entwickelt worden [3, 4]. Dies liegt zum großen Teil daran, dass der gesunde Knorpel nicht durchblutet ist und nach der Verknöcherung der Wachstumsfugen kein direkter Zugang zu gewebsspezifischen regenerativen Zellpopulationen mehr besteht. Dadurch sind die Selbstheilungskräfte, welche bei der Knochentransplantation genutzt werden können, im adulten Knorpel sehr limitiert. Ein Ausweg aus diesem Dilemma stellt die Technik der autologen Chondrozytentransplantation (ACT) dar, die den Schritt der Expansion funktioneller Chondrozyten *in vitro* vornimmt, um die für die Defektheilung notwendige Zahl an Chondrozyten zu gewinnen. Im folgenden wird daher zunächst die Isolierung und Kultur von Chondrozyten im Detail dargestellt. Dann wird über die Qualitätskontrollen während der Expansion und vor der Transplantation berichtet. Ein kurzer Abriss über die künftigen Möglichkeiten zum Einsatz von Wachstumsfaktoren oder von mesenchymalen Vorläuferzellen rundet dieses Kapitel ab.

Isolierung funktioneller Chondrozyten aus Knorpel und in vitro Kultur von humanen Chondrozyten

Das Labor für Zellkultur

Die Methode zur Expansion von Chondrozyten in vitro basiert auf den Standardtechniken experimenteller Zellkultur [6]. Ein Zellkulturlabor nach GMP-Richtlinien ist wie folgt aufgebaut:

- Personen- und Materialschleusen
- Einrichtungen zur Reinigung, Sterilisation und Vorbereitung aller Apparaturen, Instrumente, Chemikalien und Nährlösungen
- Arbeitsplätze in Reinsträumen für steriles Arbeiten mit Geweben und Zellen
- Inkubatoren für die Expansion humaner Zellen
- Einrichtungen zur Sterilitätsprüfung, Qualitätskontrolle
- Lager und Dokumentation

Die Zellen, die nach *in vitro* Expansion transplantiert werden, stellen ein sogenanntes nicht-fertiges Arzneimittel dar. Daher müssen alle Einrichtungen, Geräte, Chemikalien und Arbeitsschritte den Bestimmungen des Arzneimittelgesetzes, der Betriebsverordnung für Pharmazeutische Unternehmer (PharmBetrV), dem EG-Leitfaden einer *Guten Herstellungspraxis* für Arzneimittel (GMP-Leitfaden, *good manufacturing practice)* und den GLP-Richtlinien *(good laboratory practice)* entsprechen.

Die Herstellung von Transplantaten, die mit humanen Zellen angereichert sind, unterliegt dem Arzneimittelgesetz und nicht dem Transplantationsgesetz. Zellfreie Transplantate, wie metallische oder keramische Endoprothesen, Vliese, Fasermaterialien etc. stellen dagegen Medizinprodukte dar, die durch eine benannte Stelle lediglich zertifiziert werden müssen.

Gewinnung vitaler Chondrozyten zur in vitro Expansion

Nach Empfehlung der Int. Cartilage Repair Society (ICRS, www.cartilage.org/ Evaluation_Package/ICRS_Evaluation.pdf) ist die autologe Knorpelzelltransplantation zur Behandlung von größeren Knorpeldefekten (ca. 4–14 cm²) eine bewährte Option. Aus einem nicht belasteten Knorpelareal des betroffenen Gelenks werden arthroskopisch je nach der Größe des zu versorgenden Defektes 2–3 vollschichtige Knorpelstanzen von ca. 4 mm Durchmesser mit einer Trephine entnommen (▶ vgl. Kapitel 6, H. J. Eichhorn: OCT; Kapitel 7, J. Fritz: ACT).

Bei der Entnahme ist darauf zu achten, dass die Grenzschicht und die mineralisierte Phase des Knorpels mit entnommen werden. Die vollschichtige Entnahme ermöglicht später im Labor die exakte Orientierung der Biopsie zur Entnahme optimaler Chondrozyten für die Zellanzucht. Grundlagenwissenschaftliche Untersuchungen haben gezeigt, dass Chondrozyten aus der radiären Zone des Gelenkknorpels optimale Zellen für die ACT darstellen (◻ Abb. 2), da sie sich durch eine hohe Kollagen Typ II- und Proteoglykanexpression auszeichnen (◻ Abb. 3). Kollagen vom Typ II bildet ein Netzwerk aus dünnen, karbohydratreichen Fasern aus und baut zusammen mit den Proteoglykanen den osmotischen Druck auf, der durch die relativ wasserdichte Tangentialfaserschicht kompensiert wird (◻ Tab. 1, ◻ Abb. 4). Hierdurch erhält der hyaline Knorpel seine außergewöhnlichen biomechanischen Eigenschaften.

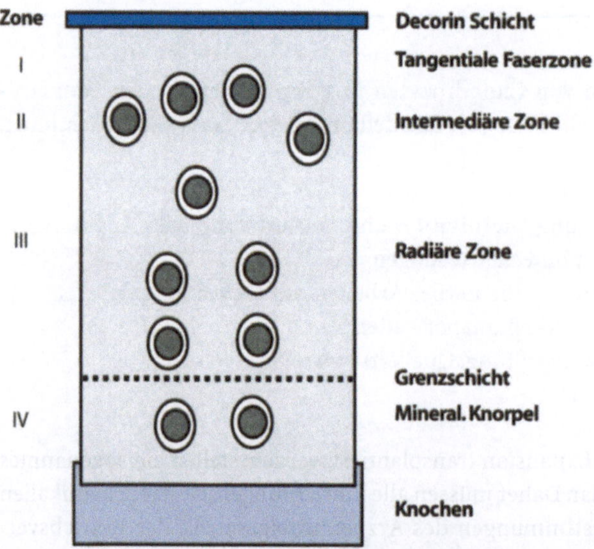

◻ Abb. 2. Der Aufbau des artikulären Knorpels. Artikulärer Knorpel wird zum Gelenkspalt hin von einer Dekorinschicht abgeschlossen. Darunter befinden sich die tangentiale (Zone I) und intermediäre Zone (Zone II), in welchen die Chondrozyten eher in einem quer verlaufenden Muster angeordnet sind, gefolgt von der radiären Zone (Zone III), in der die Chondrozyten vertikal angeordnet sind. Über die Grenzschicht und den mineralisierten Knorpel wird eine mechanisch feste Verbindung zum Knochen erreicht (Zone IV).

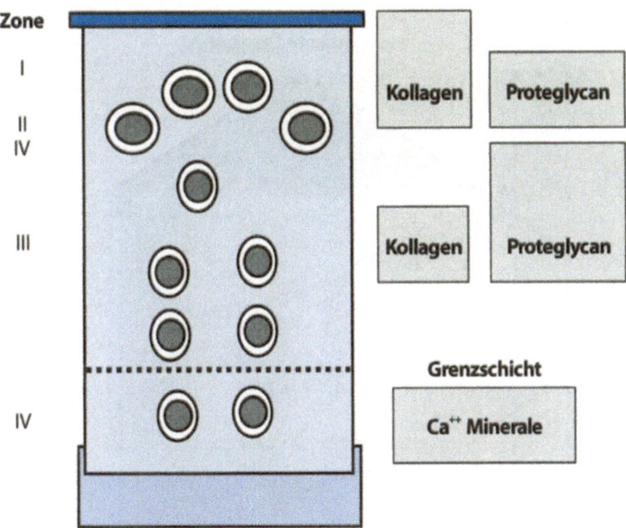

Abb. 3. Die Matrixzusammensetzung des artikulären Knorpels. Die Matrix des artikulären Knorpels wird in den Zonen I und II aus Kollagen Typ II, aber auch aus Typ I- und Typ III-Fasern und weniger aus Proteoglykan aufgebaut. Dadurch wird eine hohe Zugfestigkeit erreicht. In der mittleren Zone produzieren die Chondrozyten Kollagen Typ II, aber keine Typ I-Fasern und sehr viel mehr Proteoglykan als in den anderen Zonen. Die relative Zusammensetzung der Knorpelgrundsubstanz wird durch die Höhe der grauen Flächen vereinfacht dargestellt. In Zone IV findet man neben Typ I- auch Typ X-Fasern, typisch für späte Differenzierungsformen der Chondrozyten.

Tab. 1. Die vier Kollagen-Haupttypen

Type	Aufbau	Eigenschaften	Lokalisation
I	$[\alpha 1(I)]_2\alpha 2(I)$	wenig Hydr.-lysin wenig Carbonhydrat breite Fasern	Haut, Sehnen, Knochen, Bänder, innere Organe
II	$[\alpha 1(II)]_3$	**viel Hydr.-lysin** **viel Carbonhydrat** **dünne Fasern**	**Gelenkknorpel,** **Zwischenwirbelscheiben,** **Notochord**
III	$[\alpha 1(III)]_3$	wenig Hydr.-prolin wenig Hydr.-lysin wenig Carbonhydrat	Haut, Gefäße, Innere Organe
IV	$[\alpha 1(IV)]_2\alpha 2(IV)$	sehr viel Hydr.-lysin viel Carbonhydrat	Basal Lamina

Tab. 1. Die Kollagen-Typen. Die biomechanischen Eigenschaften des Knorpels werden durch die Zusammensetzung der Kollagenfasern beeinflusst. Hohe Zugfestigkeit wird durch breite Kollagen Typ I-Fasern erreicht, die aber relativ wenig Seitengruppen zur Interaktion mit anderen Matrixkomponenten, einschließlich Wasser, tragen. Durch Anlagerung von Hydroxylysin und Carbohydraten können dagegen die Kollagen Typ II-Fasern Proteoglykane binden und erreichen damit eine hohe Wasserbindungsfähigkeit.

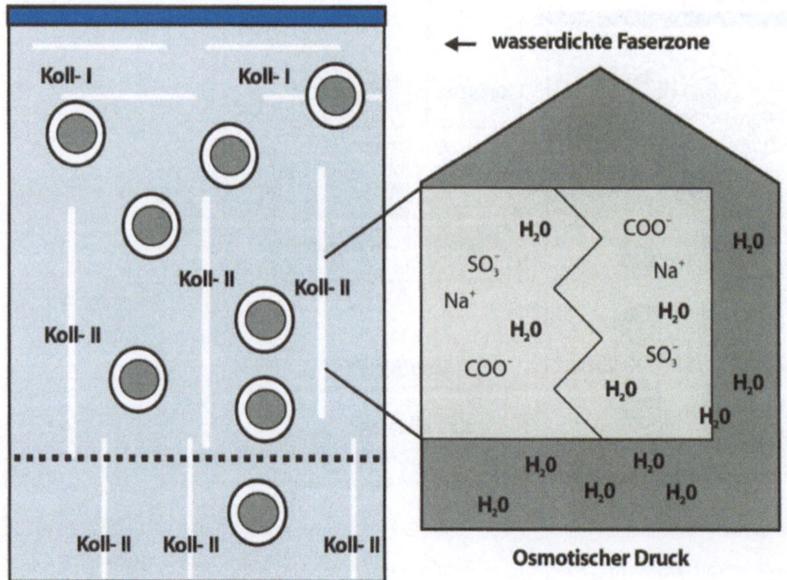

Abb. 4. Die osmotische Schichtung des hyalinen Gelenk-Knorpels. In Zone III des hyalinen Knorpels wird durch Kollagen Typ II und Proteoglykan viel Wasser gebunden. Dadurch wird ein hoher osmotischer Druck erzeugt (rechts). Durch die Querspannung der zugfesten Kollagen Typ I-Fasern in Zone I und II wird der osmotische Druck kompensiert. Die Flüssigkeit des Knorpels steht im Gleichgewicht mit der Synovialflüssigkeit des Gelenkspaltes. Bei normaler Belastung wird durch Kompression Flüssigkeit aus Knorpel gepresst, welche bei Entlastung zurück gesaugt wird. Mit dem Wasser werden niedermolekulare Stoffe transportiert; dadurch wird der Knorpel auch ohne Gefäßversorgung mit Nährstoffen versorgt und entsorgt. Die Diffusionsleistung ist aber durch die Matrixzusammensetzung limitiert.

Von den Knorpelstanzen werden die oberste Deckschicht und die mineralisierte Knorpelschicht abgetrennt und verworfen, um das Gewebe der intermediären und radiären Zonen zu präparieren (vgl. **Abb. 2**). Dadurch werden potentiell Kollagen I, III bzw. X produzierende und damit möglicherweise dedifferenzierte Zellen abgetrennt. Der verbleibende Knorpel wird in einer flachen Schale mit steriler Ringerlösung bedeckt und mit Schere und Skalpell mechanisch zerkleinert. Chondrozyten machen im Gelenkknorpel nur etwa 5–10 % des Gewebsvolumens aus, so dass die mechanische Zerkleinerung allein nicht ausreicht um die Chondrozyten zu gewinnen. Daher schließt sich an die mechanische Zerkleinerung ein enzymatischer Verdau des Knorpels an. Hierfür haben sich verschiedene Cocktails matrix-degradierender Proteasen wie z. B. 0,2 % Matrix-metalloproteinase I (MMP-1 = Kollagenase) und 0,2 % Trypsin in phosphatgepufferter Salzlösung (PBS) und 1 mM EDTA bewährt [6]. Alle Komponenten dieses Cocktails müssen den arzneimittelrechtlichen Qualitätsanforderungen entsprechen. Da Kollagenasen nur die trippelhelikalen Bereiche (Domänen) der Kollagenfasern spalten können, müssen andere Proteasen für einen vollständigen Abbau des Kollagens zugeben werden. Durch eine Kombination von schwach proteolytischen Enzymen wie Matrix-metalloproteinase I mit stärker proteolytischen Enzymen wie Papain oder Trypsin kann ein enzymatischer Cocktail gemischt werden, der einerseits die extrazelluläre

Matrix effektiv und rasch abbaut, andererseits aber die Proteine der Zelloberfläche von Chondrozyten schont (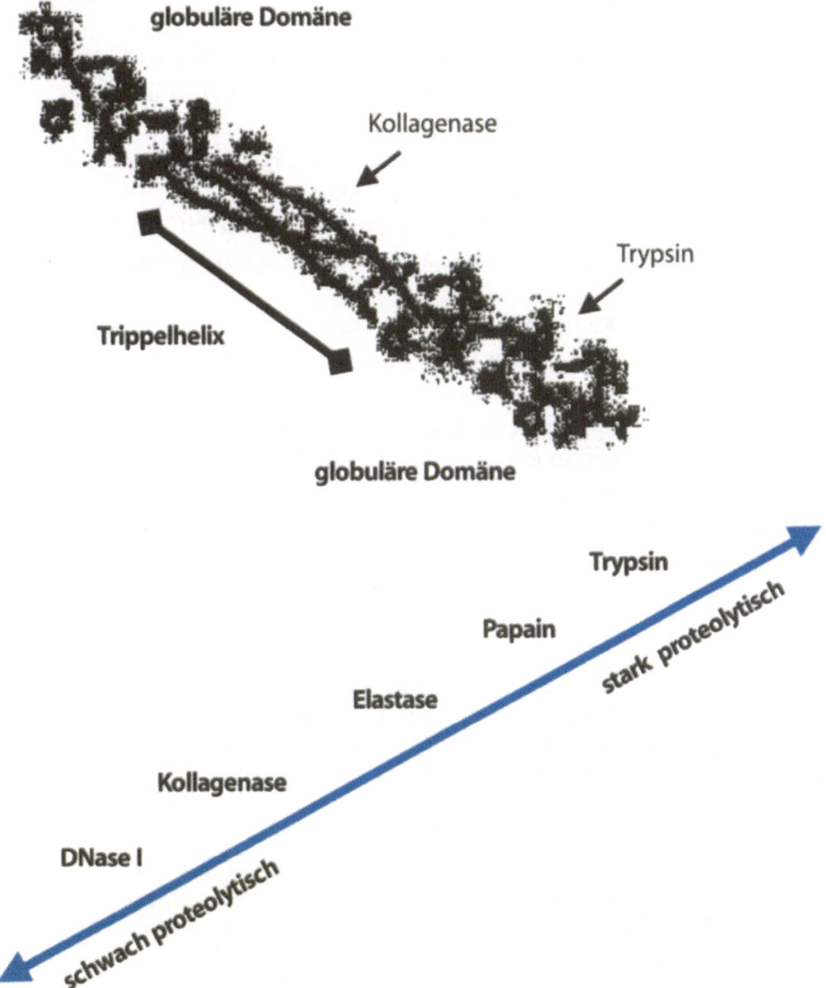 Abb. 5).

 Die Grundsubstanz des Knorpels besteht aus Kollagenfasern und Proteoglykanen. Die strukturelle Besonderheit der Knorpelfasern stellt die sog. trippelhelikale Domäne dar (oben). Dort winden sich drei Kollagenmoleküle wie ineinander verschlungene Spiralen umeinander. Dies wird durch eine besondere, repetitive Aminosäureabfolge ermöglicht: ...-U-Glyzin-V-W-Glyzin-X-Y-Glyzin-Z-.... . Zur Degradation dieser Struktur sind insbesondere die Kollagenasen geeignet. An den Endstücken der Kollagenmoleküle (i. e. aminio- und carboxyterminal) befinden sich die globulären Domänen, an denen die Trippelhelices untereinander und die benachbarten Kollagenmoleküle miteinander verbunden werden. Hier ist die interstitielle Kollagenase (= Matrixmetalloproteinase 1, MMP1) kaum wirksam. Die globulären Domänen werden dagegen von Cathepsinen oder anderen Proteasen gespalten. Zum schonenden Abbau des Knorpels hat sich eine Mischung von Kollagenase und einer stärker proteolytisch wirksamen Protease wie Papain oder Trypsin bewährt (s. u.).

Für die Isolierung von humanen Chondrozyten aus artikulärem Knorpel hat sich folgendes Protokoll bewährt:

- Knorpelstanze zwei mal in PBS waschen
- In einer Petrischale die Dekorinschicht und den mineralisierten Knorpel von der radiären Knorpelschicht abtrennen
- Knorpel nochmals waschen und mit einem Skalpell in kleine Stücke schneiden
- Enzymatischer Vorverdau mit Kollagenase / Trypsin / EDTA, 30 min. 37 °C
- Knorpel mit PBS waschen
- Knorpel in 10 ml 0,2 % Kollagenase 6 h bei 37 °C inkubieren, dann 10 ml Trypsin mit 0,2 % EDTA zugeben und weitere 30 min. inkubieren
- Suspension mit 10 ml Pipette vorsichtig durchmischen, Zellen mit Medium (DMEM o. ä.) waschen, in Vollmedium aufnehmen und in die Zellkulturflaschen überführen

Weitere Details werden in Kapitel 2: (▸ K. Steinbach) dargestellt. Bei optimalem Medium können in ca. 10–14 Tagen aus wenigen Zellen (initial ca. 5×10^5 Chondrozyten pro Stanze) bis zu 10^7 Chondrozyten expandiert werden (Abb. 6). Diese Expansion wird durch etwa 4–5 Populationsverdoppelungen erreicht. Weitere Expansion *in vitro* wirkt sich negativ auf die Qualität der Chondrozyten aus, da auch bei optimiertem Zellmedium die Teilungsaktivität der Chondrozyten immer von einer Dedifferenzierung zu einem Fibroblasten-ähnlichen Phänotyp begleitet wird [(5)]. Die Dedifferenzierung der Zellen wird beispielsweise an einer veränderten Morphologie der Zellen deutlich (Abb. 6).

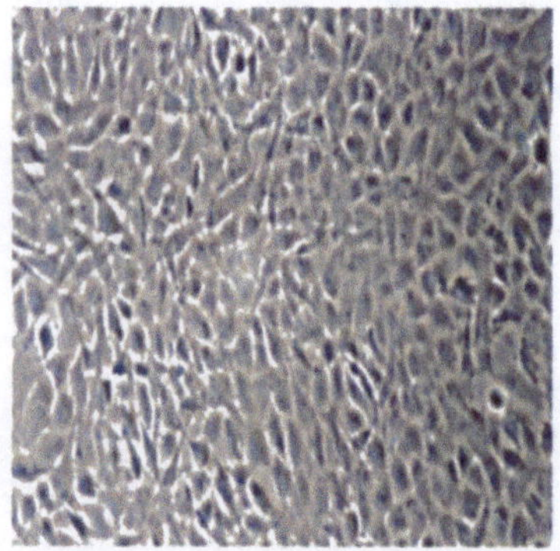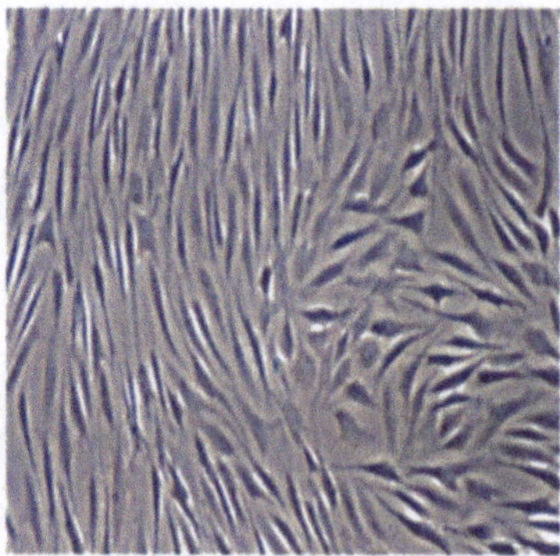

Abb. 6. Die Morphologie von Chondrozyten in Primärkultur und in späterer Passage Chondrozyten proliferieren in vitro in 2-D Kulturen und bilden eine polygonale Monolayerschicht konfluenter Zellen aus (links). Bei zu langer Expansionsdauer, unter nicht optimierten Bedingungen (Medium, xenobiotisches Serum, Wachstums-faktoren, Mineralgehalt, mittlerer Zellabstand etc.) oder durch entzündliche Stimuli wie IL-1, TNF-a, NO, usw. differenzieren Chondrozyten zu schmalen Zellen aus, deren Zellform an Fibroblasten oder Osteoblasten erinnert (rechts).

Methodische Grundlagen der Qualitätskontrolle

Um die Methoden der Qualitätskontrolle leichter verständlich machen zu können, werden nachfolgend zunächst einige methodische Grundlagen erläutert. Eine Übersicht über den Ablauf der Qualitätskontrolle ist in Abb. 7 gegeben.

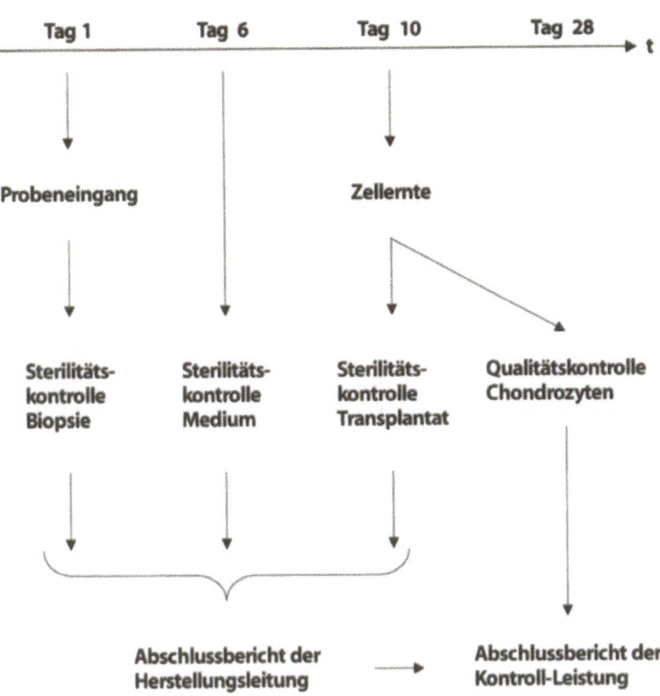

Abb. 7. Organigramm für Qualitätskontrollen bei therapeutischer Zellkultur. Übersicht über die Maßnahmen zur Qualitätssicherung bei einem Hersteller von autologen Chontrozytentransplantaten. Die Vorschriften zur Einhaltung der Hygienebedingungen während des gesamten Herstellungsprozesses von Zellen zur Transplantation schreiben eine Eingangskontrolle und eine Ausgangskontrolle vor. Zusätzlich ist es sinnvoll, 4 Tage vor Transplantatausgang eine weitere Sterilitätskontrolle durchzuführen, die bis zum Tage der Zellernte und vor dem Versand der Zellen abgeschlossen werden kann (Tag 10). Beim Ernten der Zellen werden weitere Sterilitäts- und Qualitätskontrollen für den Abschlußbericht durchgeführt (Tag 28).

Zellbiologische Methoden

Neben der mikroskopischen Beurteilung der Zellen *in vitro* auf Zellform und Kulturdichte (Abb. 6), wird die Vitalität der Chondrozyten durch Anfärbung der Zellen mit Trypan-blau geprüft. Trypanblau diffundiert durch die Zellwand toter Zellen und reichert sich dort im Zytoplasma an. Die zu untersuchenden Zellen werden in einer verdünnten isotonischen Trypan-blau Lösung suspendiert und in einer Neubauer-Zählkammer ausgezählt. Tote Zellen sind blau, lebende Zellen reichern den Farbstoff nicht an und erscheinen hell. Als Qualitätskriterium für die ACT ist ein Vitalitätsindex = 85 % lebender Chondrozyten vorgeschrieben. Wir empfehlen einen Vitalitätsindex = 90 %.

Immunologische und molekularbiologische Methoden

Die Expression von Proteinen (Abb. 8) kann mit Hilfe von spezifischen Antikörpern quantifiziert werden. Antikörper können Proteine wie Kollagen II direkt auf Zellen nachweisen. Dies wird als immunhistochemische Färbung bezeichnet (Abb. 9). Ein spezifischer Antikörper bindet das sog. Antigen auf der Zelle. Der spezifische Antikörper wird i. d. R. durch einen zweiten Antikörper, der mit einem Fluoreszenzfarbstoff oder Enzym gekoppelt ist, detektiert und unter UV-Licht bzw. durch eine enzymatische Färbereaktion sichtbar gemacht. Die Anwendung des zweiten Antikörpers kann zur Signalverstärkung genutzt werden.

Gelöste Proteine können ebenfalls durch Adsorption an Antikörper bestimmt werden. Dazu werden Selektionsantikörper (primärer Antikörper) an Testplatten fixiert (■ Abb. 8) und mit der Testlösung inkubiert. Bindung des respektiven Proteins wird durch einen zweiten Detektionsantikörper entdeckt. Der zweite Antikörper zur Detektion kann radioaktiv markiert sein (RIA), ein Enzym gebunden haben (enzyme-linked immunosorbent assay, ELISA) oder an einen Fluoreszenzfarbstoff gekoppelt sein. Unter der Voraussetzung, dass die Antikörper nicht vom Antigen abgesättigt wurden, lassen sich über weite Konzentrationsbereiche gelöste Antigene aus Überständen der Zellkultur bestimmen.

Änderungen der Genexpressionsmuster lassen sich einfach aus Zellextrakten durch Quantifizierung der Boten-ribonukleisäure (mRNA) bestimmen (■ vgl. Abb. 8). Dazu wird die mRNA nach Aufreinigung zunächst in eine cDNA kopiert (copy-DNA, ■ Abb. 10). Eine hitzestabile DNA-Polymerase kann dann mit spezifischen DNA-Startmolekülen (primer) an der cDNA einen zweiten komplementären Strang synthetisieren. Durch

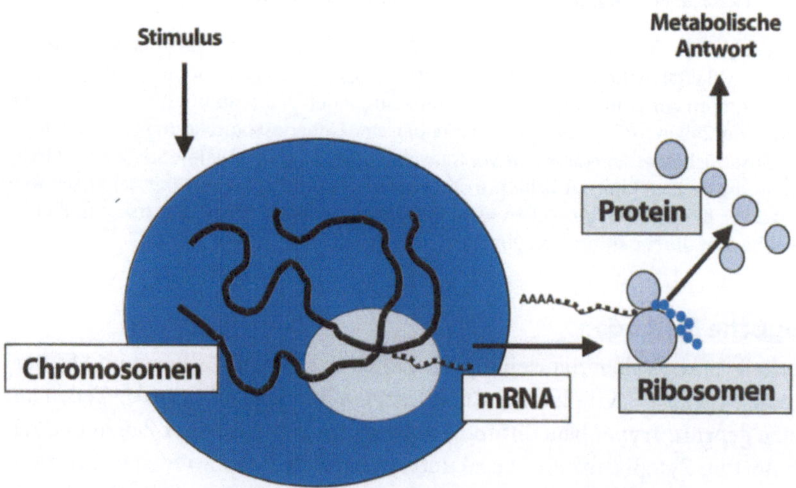

■ Abb. 8. Die Expression von Genen. Zellen reagieren auf Umweltsignale, die über Rezeptoren von der Zellmembran in den Kern gelangen. Dabei regt ein kurzlebiger Stimulus (wenige Minuten messbar) eine Stoffwechselreaktion an, die einige Stunden oder länger nachweisbar ist. Im Kern (blaues Oval) werden die Chromosomen so organisiert, dass die relevanten Genabschnitte in den Nukleoli ablesbar sind (hellblaues Oval). In den Nukleoli werden die Genabschnitte in eine Arbeitsmatrize des respektiven Genes, in eine sog. Boten-Ribonukleisäure (mRNA, gepunktete Linie) übersetzt. Dieser Vorgang heißt Transkription. Die mRNA wird aus dem Kern zum endoplasmatischen Retikulum und dort zu den Ribosomen transportiert. An den Ribosomen wird die Information der mRNA in Protein übersetzt, d. h. translatiert (blaue Punkte). Die Proteine stellen als Strukturprotein (z. B. Aktin), Enzym (z. B. Kollagenase), Rezeptor (z. B. Integrin), Zytokin (z. B. IL-1) die metabolische Antwort der Zelle (hellblau) auf den Stimulus dar und steuern bzw. leisten den Stoffwechselaktivität der Zelle entsprechend.

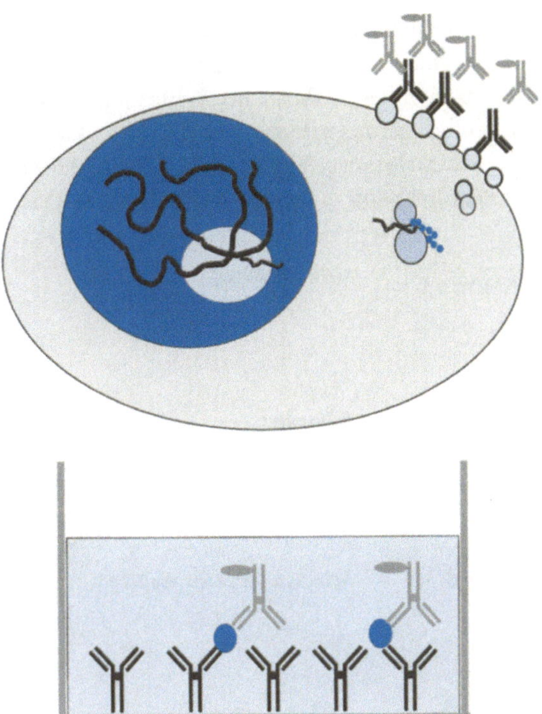

Abb. 9. **Der Nachweis von Proteinen mit Antikörpern.** Proteine können durch sog. immunhistochemische (IHC) Färbung mit spezifischen Antikörpern auf der Oberfläche von Zellen oder anderen Strukturen direkt nachgewiesen werden (oben). Dabei ist das zu detektierende Protein (= Antigen, schraffierter Kreis) fixiert und der Antikörper zur Detektion wird in einer Lösung dazugegeben. Überflüssige Antikörper werden abgewaschen. Der spezifische (= primäre) Antikörper (schwarz) kann durch einen zweiten, durch Farbstoff oder Enzym markierten Antikörper (= Sekundär- oder Detektionsantikörper, grau) sichtbar gemacht werden. Lösliche Proteine (z. B. Hormone in Serum) können durch Umkehrung der Messprinzips ebenfalls mit Antikörpern detektiert und quantifiziert werden (= ELISA: enzyme linked immuno sorbant assay) . Dabei wird der primäre Antikörper an die Testplatten gebunden, also fixiert (schwarzer Antikörper, unten). Die Testlösung mit dem zu bestimmenden Protein wird dazu gegeben. Die Testlösung wird entfernt und nicht gebundenes Material wird abgewaschen. Das Protein wird durch Zugabe eines zweiten, ebenfalls antigenspezifischen Antikörpers (= Detektionsantikörper, grau) sichtbar gemacht. Zur Quantifizierung muss durch geeignete Verdünnungen der Testlösungen die Proteinkonzentration so eingestellt werden, dass die Antikörper nicht durch das Protein gesättigt werden. Die Mengenbestimmung erfolgt gegen einen Standard.

Erhitzen wird diese Doppelstrang (ds) DNA aufgeschmolzen (95 °C) und beide DNA-Einzelstränge stehen für die nächste Runde der DNA-Synthese als Substrat zur Verfügung. Ein Paar Gen-spezifischer DNA-Startmoleküle wird an die cDNA und den korrepsondierenden Doppelstrang hybridisiert und jeweils ein komplementärer neuer DNA-Strang wird durch die DNA-Polymerase synthetisiert (72 °C). Dieses Temperaturprofil wird nun zyklisch durchlaufen und bei jedem Zyklus dient jedes Einzelstrang-DNA-Molekül als Substrat zur Synthese der Doppelstrang-DNA (dsDNA). Wegen des zyklischen Reaktionsverlaufes wird dieses Verfahren Polymerase-kettenreaktion (engl. Polymerase Chain Reaction, PCR) genannt. Die DNA-Menge wird in jedem Zyklus im

Prinzip verdoppelt, nach x = n Zyklen entstehen daher theoretisch 2^n dsDNA-Moleküle. Da aber chemische Reaktionen nie vollständig ablaufen und verschiedene thermo-dynamische und kinetische Parameter die Syntheseausbeute pro Zyklus unter 100 % drücken, ist die effektive Amplifikation deutlich geringer. Dennoch lassen sich so kleinste Mengen an mRNA über die sog. reverse Transkription gefolgt von PCR (RT-PCR) nach-weisen. Durch eine Kombination der PCR Reaktion mit UV-Spektroskopie lässt sich

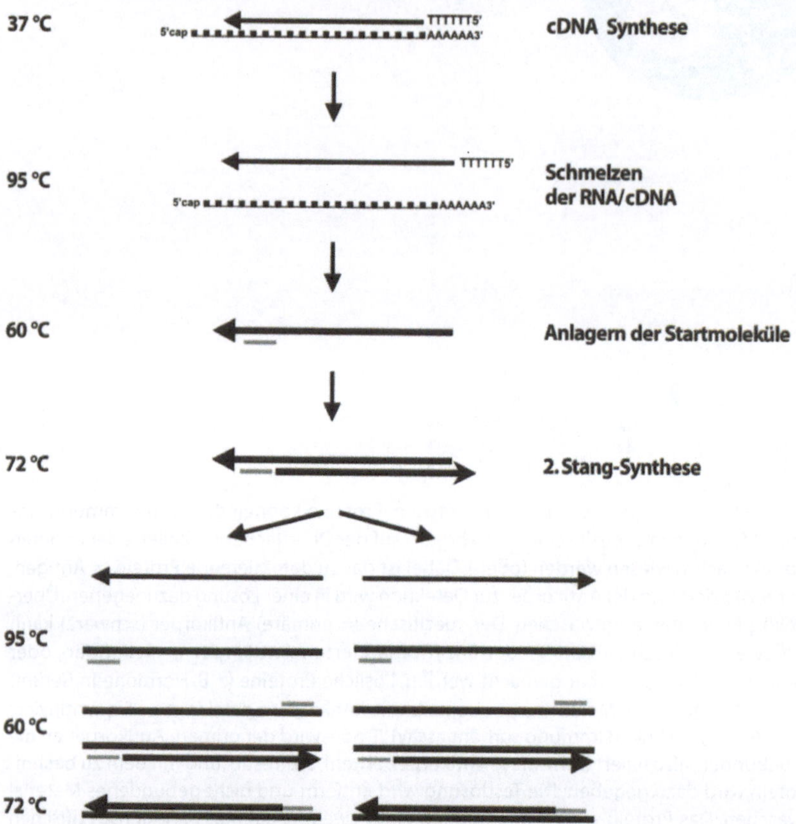

Abb. 10. Das Prinzip der RT/PCR. Transkripte der Boten-RNA (mRNA, gepunktete Linie) stellen die erste metabolische Syntheseleistung in der Kaskade der Zellaktivierung dar, weil die mRNA, im Gegensatz zu den biochemischen Veränderungen der Proteine, die während der Signal-übertragung stattfinden, eine gen-spezifische Kopie darstellen und damit hoch-spezifisch für eine metabolische Reaktion sind (vgl. Abb. 9). Die mRNA ist am 3′ Ende um eine Poly-Ade-nosinsequenz (AAAAA3′) verlängert, die zur Hybridisierung mit Oligo(dT) und zur cDNA-Syn-these (Linkspfeil) mit Reverser Transkriptase verwendet werden kann. Durch Erhitzen wird die cDNA (= 1. Strang) von der mRNA getrennt. Dadurch können jetzt bei relativ niedriger Tempera-tur (etwa 60 °C) kurze, genspezifische Oligonukleotide (grau = engl. primer) an die cDNA hybridisieren und als Startsubstrat für die hitzestabile DNA-Polymerase dienen, mit welcher bei etwa 72 °C ein komplementäres DNA Molekül synthetisiert wird (= 2. Strang, schwarzer Pfeil). Dadurch wird die DNA doppelsträngig (ds). Die dsDNA wird bei hoher Temperatur wieder in Einzelstränge aufgeschmolzen (95 °C) und der Zyklus von Hybridisierung (engl. annealing, 60 °C), DNA-Synthese (72 °C) und Schmelzen (95 °C) beginnt von neuem. Nach n = x Zyklen entstehen so theoretisch 2^x dsDNA Moleküle; d. h. die Amplifikation erfolgt exponentiell.

der Amplifikationsprozess in Echtzeit messen. Dazu verwendet man entweder fluoreszenz-markierte Reagenzien, die während der PCR in die DNA eingebaut werden. Alternativ kann ein Farbstoff zugegeben werden, der in die Doppelstrang-DNA Moleküle interkaliert, d. h. spezifisch und fest an die dsDNA Moleküle gebunden wird. Durch UV-Licht werden die Proben während des PCR-Zyklus angeregt und das Fluoreszenzsignal wird aufgenommen. Bei beiden Methoden ist das Fluorenzenzsignal über weite Bereiche proportional zur entstandenen Amplifikatmenge. Aus der Steigung des Fluoreszenzsignals mit jedem Zyklus lässt sich die Amplifikationskurve berechnen und dadurch auf die ursprüngliche RNA oder DNA Menge schließen.

Qualitätskontrolle beim Tissue Engineering von Gelenkknorpel

Die autologe Chondrozytentransplantation wird nach Empfehlung der Arbeitsgemeinschaft – ACT und Tissue Engineering – (unter Schirmherrschaft der DGU und DGOOC) heute vor allem bei großen nicht degenerativen Knorpeldefekten angewandt, wenn aufgrund der klinischen Erfahrung die rein operativen Techniken der Mikrofrakturierung bzw. Mosaikplastik nicht mehr angewandt werden sollten (DGU – Mitteilungen und Nachrichten 45/2002, Seite 34–41). Ursache der Knorpelschäden bei Osteochondrosis dissecans, einer häufigen Indikation für die ACT, ist eine Störung der Gewebshomöostase des Knorpels, also ein metabolisches oder biochemisches Problem und nicht allein, wie landläufig angenommen wird, ein rein mechanisches Problem. Als hauptsächlicher Auslöser der Osteochondrosis dissecans ist aber die mechanische Überlastung eines an sich gesunden Knorpels zu sehen.

Die Aufgabe der ACT besteht darin, geeignete Chondrozyten zu expandieren, die nach Transplantation in der Lage sind, einen hyalinartigen Knorpel aufzubauen, der in seinen biomechanischen und tribologischen Eigenschaften möglichst dem gesunden, hyalinen Knorpel nahe kommt (□ vgl. Abb. 2, 3). Die Untersuchungen zur zell- und molekularbiologischen Qualitätskontrolle müssen dabei folgende Kriterien erfüllen:

- möglichst geringe Entnahme an Zellen zur Qualitätskontrolle
- hohe Sensitivität und Spezifität der gewünschten Analyse
- Analyse der metabolischen Leistung der Zellen auf der Ebene von Transkript (mRNA) und funktionellem Protein
- kein Einfluss der Analyse auf Vitalität, Sterilität und Phänotyp der zu transplantierenden Zellen, Einhaltung und Berücksichtigung von arzneimittelrechtlichen Bestimmungen, GMP- und GLP-Richtlinien

Die Übersicht der Maßnahmen zur Qualitätskontrollen ist in einem Organigramm dargestellt (□ vgl. Abb. 8) und werden in technischen Details in Kapitel 2 (▶ K. Steinbach) erläutert. Zur Qualitätssicherung werden folgende analytische Routineuntersuchungen eingesetzt:

- Zellbiologische Methoden
- Molekularbiologische Methoden
- Mikrobiologische Methoden
- Immunologische Methoden

Die zentralen Qualitätskriterien sind natürlich hohe *Vitalität der Chondrozyten* und absolute *Keimfreiheit der Zellkultur* während der gesamten Expansion. Hohe Zellvitalität wird unter anderem dadurch erreicht, dass im Gegensatz zu früheren Verfahren heute während des Transportes weder die Knorpelstanzen noch die expandierten Chondrozyten eingefroren werden und dass dem Nährmedium keine xenobiotischen Seren (wie z. B. Rinderserum, FCS) zugesetzt werden. Die Vitalität der Zellen wird z. B. durch Trypanblaufärbung und Auszählen der Zellen in der Neubauerkammer (Hämocytometer) festgestellt. Bei einer Zelldichte von etwa 10^5/ml sind 10 µl Zellsuspension ausreichend, um den Vitalitätsindex akkurat zu bestimmen. Bei optimierter Methodik sind nach Expansion der Chondrozyten über 95 % der Chondrozyten vital.

Um eventuelle mikrobielle Kontaminationen sofort zu erkennen, wird bewusst auf den Einsatz von antibiotischen Zusätzen in allen Medien und Lösungen während des gesamten Prozesses von der Knorpelentnahme bis hin zur Retransplantation verzichtet.

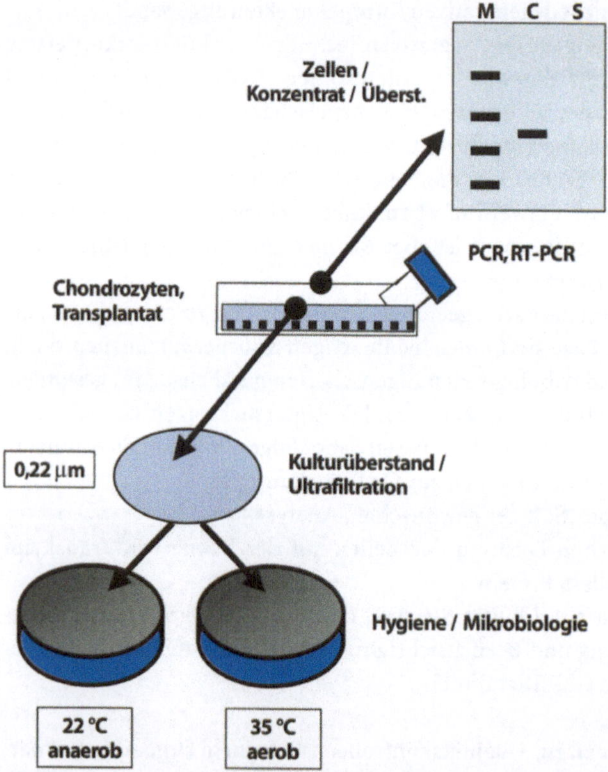

Abb. 11. Die Detektion von Kontaminationen durch mikro- und molekularbiologische Methoden. Chondrozyten werden zur ACT ohne Antibiose expandiert, damit kleinste Kontaminationen erkannt werden können. Anaerobe und aerobe Bakterien werden durch Ultrafiltration der Transportlösungen, Medien und Zellkulturüberstände konzentriert und durch Inkubation auf Platten mit Nährmedien mikrobiologisch bestimmt. (Fakultativ) intrazelluläre Mikroorganismen oder Viren können mit dieser Methode nicht detektiert werden. Alternativ kann durch Polymerasekettenreaktion (PCR, vgl. Abb. 10) aus dem Zellüberstand oder aus -extrakten direkt ein Nachweis viraler, mycobakterieller oder bakterieller Kontamination erfolgen.

Zu verschiedenen Zeitpunkten der Verarbeitung werden dann Aliquots der Zellkulturüberstände entnommen und mikrobiologisch auf aerobe und anaerobe Mikroorganismen untersucht (Abb. 11). Fakultativ intrazelluläre Keime und Viren können natürlich so nicht erfasst werden. Solche Kontaminationen können aber mit spezifischer PCR kontrolliert werden. Der Nachweis einer Kontamination z. B. der wichtigsten Mycoplasmen geschieht sehr sensitiv und rasch über PCR (Abb. 12).

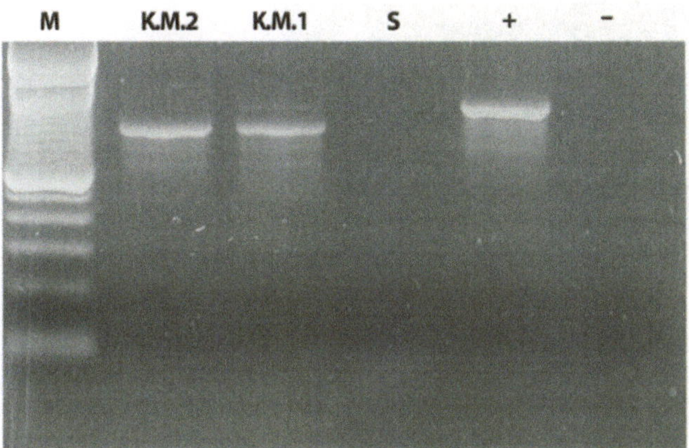

 Abb. 12. Die Detektion von Mycoplasmen durch PCR. Kontaminationen von Mykoplasmen können durch Polymerasekettenreaktion (PCR, vgl. Abb. 11) mit spezifischen Oligonukleotidpaaren sichtbar gemacht werden. Verdünnungen von Vergleichsextrakten (K.M. 1 bzw. K.M.2) dienen dabei als positive Sensitivitätskontrollen, ein rekombinantes Genfragment als Positivkontrolle der Reagenzien (+) und ein Reagenzienmix ohne Extrakt als Negativkontrolle (−). Das Serum einer ACT-Kultur zeigt keine Spuren von Mycoplasmen (S). Die erwarteten PCR-Produktgrößen werden mit DNA Fragmenten bekannter Größe verglichen (M). Längenangabe in Basenpaar (bp) Nukleotide.

Ein weiteres wichtiges Qualitätskriterium ist die Kontrolle des Phänotyps der eingegangenen und der hieraus angezüchteten Zellen. Um hyalinartigen Knorpel aufbauen zu können, sollte die Expression von Kollagen II die Expression von Kollagen I überwiegen (vgl. Abb. 3). Zudem sollte eine ausreichende Proteoglykansynthese vor der Transplantation feststellbar sein. Die Expression von Kollagen II ist in funktionellen Chondrozyten in Primärkultur prominent, danach sinkt die Kollagen II-Expression relativ rasch [5]. Nach vier bis fünf Populationsverdoppelungen entsteht spontan ein Zelltyp, der zunehmend weniger in der Lage ist, hyalinartigen Knorpel zu erzeugen [5] (Abb. 13, 14).

Neben der absoluten Keimfreiheit des Transplantates müssen sich also Chondrozyten für die ACT durch eine prominente Kollagen Typ II-Expression im Vergleich zur Kollagen Typ I-Expression auszeichnen. Der quantitative und spezifische Nachweis von Kollagen auf der Proteinebene ist unter den gegebenen Umständen nicht durchführbar, da die Kollagen I-, II-, III- oder X-Moleküle sehr verwandt sind und durch Antikörper nur schwer unterscheidbar sind. Zur Qualitätssicherung können zudem nur kleine Mengen an Zellen bzw. Kulturüberständen entnommen werden, so dass im Prozess des Tissue Engineering die Kollagenexpression nicht auf der Ebene der Proteine, sondern über quantitative RT-PCR auf Transkriptebene (mRNA, vgl. Abb. 9) untersucht wer-

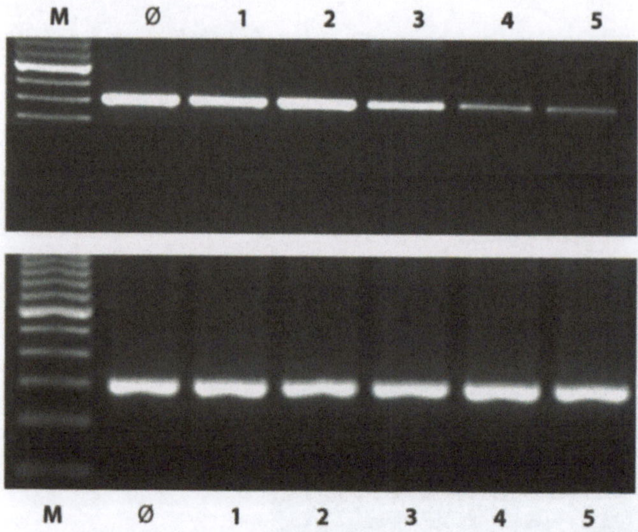

Abb. 13. Der Nachweis von Kollagen Typ II-Transkripten in Chondrozyten als Funktion der Zellpassage (Subkultur). Chondrozyten neigen zu Differenzierung durch in vitro Expansion (vgl. **Abb. 7**). Parallel zu den morphologischen Änderungen wird eine abnehmende Expressionsleistung des Kollagen Typ II-Gens mit fortlaufender Subkultivierung (Passage 1–5) im Vergleich zur Primärkultur (ø) beobachtet (oben). Die Transkriptmengen eines mitochondrialen Enzyms des Glukosestoffwechsels (Glyzerinaldehyd-phosphat-dehydrogenase, GAPDH) wurde als Vergleichsgen in Primärkultur (ø) oder nach 1–5 Zellpassagen bestimmt (unten). In allen Extrakten wird in etwa die gleiche GAPDH mRNA Menge nachgewiesen, da die Signalstärke in allen Reaktionen gleich bleibt. Im Gegensatz dazu nimmt die Transkriptmenge der Kollagen II kodierenden mRNA von der Primärkultur bis zur 5. Passage kontinuierlich ab, da die Signalstärke der Kollagen – RT/PCR immer schwächer wird (oben).

den muss. In Vorversuchen wurde aber bestätigt, dass eine hohe Kollagen II-Transkriptmenge nicht nur mit der Kollagenproduktion auf Proteinebene (Validierung des zur Qualitätskontrolle eingesetzten Analyseverfahrens) sondern auch mit einem sehr guten klinischen Transplantationserfolg korreliert (n > 60 ACT Operationen, Beobachtungszeitraum 1 bis 3 Jahre, Stand Dezember 2002).

Für die biomechanischen Eigenschaften des hyalinatigen Knorpels ist auch eine ausreichende Synthese von Proteoglykanen wichtig (vgl. Abb. 3). Die Expression von Aggrecan kann, neben der RT-PCR Bestimmung der Aggrecan mRNA, immunhistochemisch an einem separaten Chondrozytenaliquot erfolgen (Abb. 15). Der Vorteil der immunhistochemischen Analyse besteht darin, dass das gewünschte Protein direkt darstellbar ist, und dass nur sehr wenige Zellen zur Analyse entnommen werden müssen. Eine exakte Quantifizierung der Proteinsynthese von wenigen Chondrozyten ist aber nur über aufwendigere optische Techniken (Durchflusszytometrie, konfokale Lasermikrioskopie, usw.) und unter Verwendung von mehr als 5×10^5 Zellen möglich. Daher empfehlen sich diese Verfahren analog zur o. g. Problematik der Analyse der Kollagenexpression nicht als Routinemethoden zur Qualitätssicherung bei ACT.

Neben den anabolen Faktoren des Knorpels, wie Kollagen oder Proteoglykan, ist aber auch die Expression kataboler Faktoren für die Chondrozytenqualität zur ACT von Bedeutung. Eine transiente Induktion der Kollagenaseexpression kann z. B. die

mRNA copies/µl

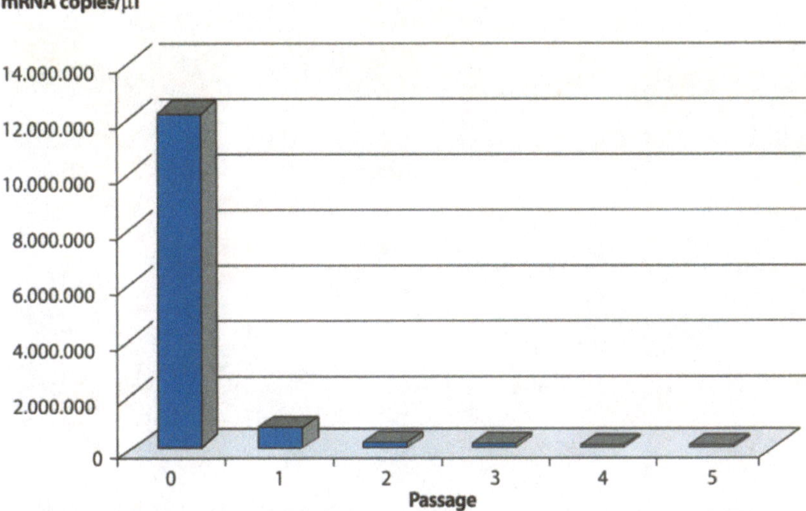

Abb. 14. Quantitativer Nachweis der Kollagen Typ II-Transkripte in Chondrozyten als Funktion der Zellpassage. Durch die Kombination der PCR-Reaktion mit optischer Analyse kann die Amplifikation des PCR Produktes direkt gemessen werden. Dabei werden entweder Fluoreszenzfarbstoff – markierte Reagenzien oder interkalierende Fluoreszenzfarbstoffe eingesetzt. Die Proben werden in jedem PCR-Zyklus durch kurzwelliges UV aktiviert und die Absorption durch die Probe oder die Fluoreszenz der Probe werden detektiert. Mit zunehmender PCR-Produktmenge nimmt das optische Signal zu, bis die Reaktionssättigung erreicht ist. Aus der Steigung des Signals lässt sich die Ursprungsmenge an cDNA bzw. mRNA genau bestimmen. Durch entsprechende Vergleichsmessungen mit anderen Genen wie GAPDH (vgl. Abb. 13) oder Referenzlösungen mit bekannter DNA Menge können die zu bestimmenden cDNA Mengen sehr genau gemessen werden. Dargestellt ist die Kopienzahl der Kollagen Typ II kodierenden cDNA bzw. mRNA Moleküle in 2.5 /100 µl cDNA-Lösung. 100 µl cDNA-Lösung entsprechen dabei im Prinzip den ursprünglichen 5×10^5 Chondrozyten. D. h. man entdeckt in einem Äquivalent von 1.25×10^4 Chondrozyten der Primärkultur $1{,}2 \times 10^7$ Kopien für Kollagen Typ II mRNA, also etwa 100 mRNA Moleküle pro Zelle. Nach der ersten Passage entdeckt man aber nur noch etwa 1/6 bis 1/10 dessen und danach noch weniger. Zur leichteren Darstellung des Meßprinzipes wurde die Kalkulation sehr stark vereinfacht. Solche Unterschiede der Transkriptmengen sind aus technischen Gründen durch normale PCR mit wenigen µl cDNA kaum darstellbar.

Integration transplantierter Chondrozyten in den umgebenden Knorpel begünstigen. Eine chronisch erhöhte Expression von Kollagenase durch die transplantierten Chondrozyten könnte aber auch die Festigkeit der sich neu bildenden Matrix mindern.

Die Expression der Kollagenase wird in den Chondrozyten ihrerseits u. a. durch Zytokine wie Interleukin-1 (IL-1) oder Tumornekrosefaktor-alpha (TNF-a) induziert. Daher kann über die Bestimmung der IL-1 Expression auf mRNA Ebene oder auch auf Zytokinebene auf den Status der Kollagenasen geschlossen werden [1].
Als zentrale Prognosefaktoren für die ACT ergeben sich daher, dass die spontane Kollagen Typ II-Expression nach Expansion der Chondrozyten relativ hoch ist und dass die Expression von IL-1 während der Expansion sehr gering bleiben sollte. Aufgrund experimenteller und klinischer Erfahrungen mit diesem Genexpressionsmuster hat im Jahre 2002 die gemeinsame Arbeitsgemeinschaft ACT und Tissue Engineering der deutschen Fachgesellschaften für Unfalllchirurgie (DGU) und Orthopädie (DGOOC) diese

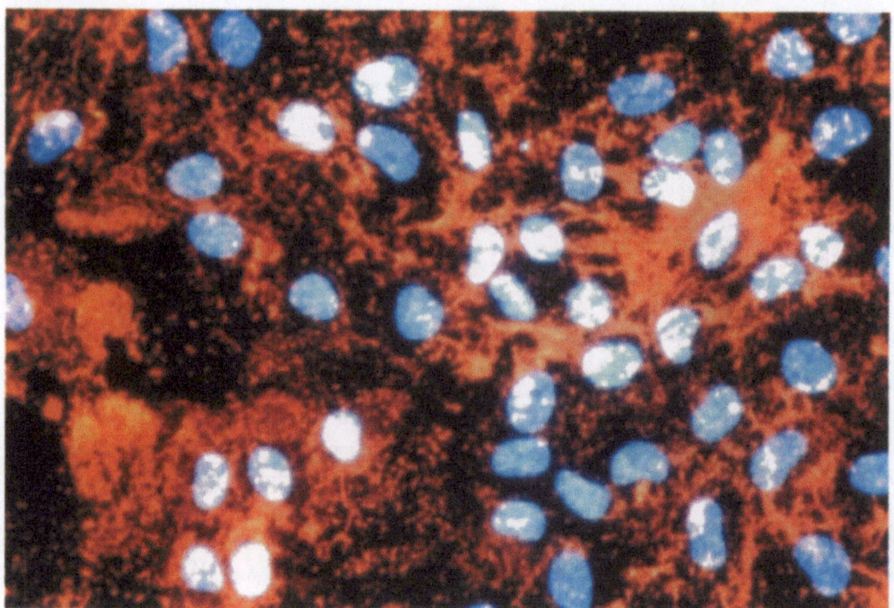

Abb. 15. Nachweis der Proteoglycanexpression durch Immunhistochemie (IHC). Zum Nachweis von der Expression von Matrixkomponenten wie Kollagen oder Proteoglykan (Aggrekan) eignet sich der immunhistochemische Nachwies mit spezifischen Antikörpern. Hellblau dargestellt sind die Zellkerne der Chondrozyten durch DAPI-Färbung an die AT-reichen Sequenzen der Chromosomen. Die Expression von Aggrekan wird auch Chondrozyten mit monoklonalen Antikörpern (IgG1 aus Maus) Gegenfärbung mit einem Fluoreszenz-markierten Serum gegen Maus-IgG1 nachgewiesen (rot, im Vordergrund). Fibroblasten wurden als Kontrollzellen verwendet und zeigen keine Färbung (Hintergrund).

Parameter in ihren Katalog der Kriterien zur Qualitätsprüfung eines Chondrozytentransplantats aufgenommen (Abb. 16).

Perspektiven für die ACT aus zellbiologischer Sicht

Matrix-gestützte Chondrozytentransplantate

Lange Zeit wurde die extrazelluläre Matrix nur als Gerüst betrachtet zur mechanischen Unterstützung von Zellen, zur Organisation der Architektur von Geweben und Organen, zur Übertragung von Druck- oder Zugkräften, oder als Gleitlager zur Verschiebung von Organen. Seit den 60er Jahren des letzten Jahrhunderts zeigen aber immer mehr systematische Untersuchungen, dass die extrazelluläre Matrix die Differenzierung von Zellen erheblich beeinflusst [2, 9]. Die Matrixmoleküle binden dabei an spezifische Rezeptoren auf der Zelloberfläche. Die Aktivierung der Rezeptoren aktiviert Signalkaskaden im Zytoplasma, welche die Genexpression im Kern der Zielzelle aktiviert. Für Knorpelzellen stellen die Wechselwirkungen der Kollagenfasern mit den Chondrozyten über die sog. Integrin-Rezeptoren die vermutlich wichtigste Signalbrücke zwischen Matrix und Zelle dar [14]. Die Integrine und damit die extrazelluläre Matrix regulieren dabei nicht nur die Zellteilung (was bei gesundem Knorpel die Selbst-

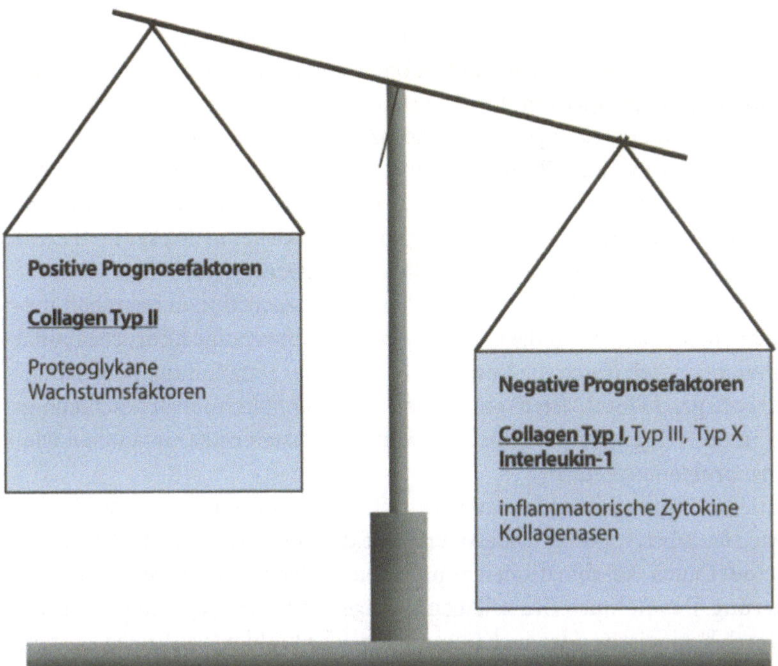

Abb. 16. Das metabolische Gleichgewicht bei ACT. Experimentelle und klinische Erfahrung haben gezeigt, dass gute Therapieerfolge der ACT u. a. mit guter Zellqualität korrelieren. Gute Chondrozytenqualität für die ACT zeichnet sich durch höchste Vitalität der Zellen nach der Expansion in Primärkultur aus, begleitet von einer hohen Kollagen Typ-II Expression. Die hohe Kollagen Typ-II Expression korreliert in allen bisher untersuchten Fällen stringent mit hoher Expression von Aggrekan und anderen relevanten chondrogenen Wachstumsfaktoren (n = 60, Stand 2002). Die Messung der Kollagen Typ II-Expression wurde daher in den Katalog der Qualitätskriterien für ACT als Einschlusskriterium aufgenommen. Als negative Prognosefaktoren haben sich experimentell und klinisch eine erhöhte Expression von Interleukin-1 (IL-1) oder von anderen pro-inflammatorischen Faktoren erwiesen. Zur Qualitätssicherung genügt die Bestimmung von IL-1 und Kollagen Typ I.

regeneration limitieren kann), sondern Kollagenbruchstücke können auch über eben diese Integrine eine katabole Situation induzieren bzw. sind bei Osteoarthrose durch mechanische oder metabolische Stimuli aktiviert. Für die Methodik des Tissue Engineering stellen daher die Suche und Verwendung extrazellulärer Stützstrukturen, die zum Einsatz kommen können eine besondere Herausforderung dar.

Einerseits müssen diese Stützstrukturen oder Matrices über ausreichende mechanische Stabilität verfügen, um nach Transplantation die gewünschte Gewebsform zu erhalten. Andererseits müssen, um langfristige Unverträglichkeit zu vermeiden, die Gerüstsubstanzen von Chondrozyten resorbierbar sein oder sich *in situ* völlig bioinert bzw. biokompatibel verhalten. Aus resorbierbaren Materialien sollten keine Metabolite oder andere niedermolekulare Fragmente (Polymerisationsmodulatoren, Lösungsmittel etc.) frei gesetzt werden, die eine Reizung des Gewebes induzieren könnten. Prinzipiell scheinen aus diesen Gründen in Bezug auf synthetische Trägermaterialien nur langsam resorbierbare Ester niedermolekularer Säuren geeignet zu sein.

Über die Porengröße und Oberflächeneigenschaften der synthetischen Gerüstsubstanzen lässt sich die Besiedlungsdichte mit Chondrozyten, deren Phänotyp und ihre Matrix-Syntheseleistung in gewissem Umfang steuern. Die von uns bisher untersuchten synthetischen Polymere erlauben den Chondrozyten jedoch keine tatsächlich dreidimensionale Ausrichtung mit Chondrozyten-typischer, runder Zellmorphologie, sondern stellen lediglich ein zweidimensionales Zellkultursystem in einem dreidimensionalen Träger dar. Die zusätzliche Verwendung von Fibrinkleber in den synthetischen Trägern konnte dieses Phänomen nicht wesentlich verbessern.

Darüber hinaus werden viele Ester in der Phase der Resorption zunehmend mechanisch instabil; manchmal bevor die Chondrozyten die notwendige Knorpelstabilität aufgebaut haben oder weil durch die Resorption Zellen der Entzündung oder Wundheilung (Makrophagen / Fibroblasten) einwandern, und der Matrixabbau beschleunigt wird. Das hat in der Vergangenheit selbst bei weniger belasteten Transplantaten wiederholt zu Formproblemen geführt.

Als potentielle Trägermaterialien befinden sich derzeit neben den synthetischen Substanzen auch natürlich vorkommende Makromoleküle wie Kollagene oder Hyaluronsäurederivate oder auch Kombinationen von beiden in der präklinischen und klinischen Evaluierung. Das Rohmaterial kollagener Träger ist in der Regel tierischen Ursprungs, wodurch hygienische oder auch immunologische Probleme auftreten können. Bei der Prozessierung des kollagenen Rohmaterials zum eigentlichen Träger entstehen häufig Kollagenbruchstücke, die sowohl die Vernetzbarkeit der Kollagenfasern bei der Vliesherstellung beeinflussen, als auch katabole Stimuli für Chondrozyten darstellen können [11].

Ein besonderes Problem gelartiger Trägerstrukturen ist die übermäßige Immobilisierung der Chondrozyten, wodurch das zellvermittelte Verwachsen des Zell-Träger-Transplantats mit den gesunden Gewebestrukturen im Empfängerlager gestört werden kann. Es konnte gezeigt werden, dass mit zunehmender Immobilisation der Chondrozyten, d. h. mit zunehmendem Reifegrad des Implantats, die Regenratintegration in das Empfängerlager abnimmt.

Die Vielzahl der derzeit in Entwicklung befindlichen Trägermaterialien zeigt deutlich, dass eine optimale Gerüstsubstanz die das komplexe Anforderungsprofil für eine trägergestützte ACT erfüllt, noch nicht gefunden wurde. Durch Kombination unterschiedlicher Trägermaterialien oder Augmentation der Gerüstsubstanzen mit Wachstumsfaktoren, wie z. B. BMP-7 (bone morphogenetic protein -7), oder durch Anreicherung der Träger mit hochpolaren und wasserbindenden Proteinen wie z. B. Hyaluronsäure hofft man aber, dreidimensionale, trägergestützte Transplantate für die ACT herstellen zu können. Solche Transplantate sollten über die notwendige mechanische Stabilität, eine chondrogene Wirkung auf den Differenzierungszustand der Zellen, eine exzellente Biokompatibilität sowie ausreichende Haftung im Defekt verfügen.

Ein bereits angesprochenes Problem stellt die Integration matrix-gestützter Transplantate in den umgebenden Knorpel dar. Matrix-gestützte Transplantate werden vor allem für die Deckung größerer Defekte oder zur Behandlung von entzündlichen, degenerativen Arthritiden entwickelt. Ein Durchbau der transplantierten Matrix mit dem lateralen originalen Gelenkknorpel ist in Tierversuchen bislang nicht zufrieden stellend gewesen.

Dies macht primär eine feste Verankerung des Transplantates mit dem Unterbau notwendig. Verklebung (Fibrin) oder Naht scheinen hierbei nicht immer ausreichende Stabilität zu gewährleisten. Der Einsatz von Knorpel-Knochenstanzen als Fixierungsstifte analog zur Mosaikplastik (▶ vgl. Kapitel 6, H.J. Eichhorn: OCT) ist eine Option, die z. Zt. in Fachkreisen diskutiert und in vor-klinischen Studien evaluiert wird.

Insbesondere bei Knorpelschäden aufgrund entzündlicher oder degenerativer Ursachen stellt der katabole Stoffwechselzustand des Empfängerlagers ein noch weit gehend ungelöstes Problem dar, da im gesamten Defektbereich die Expression vom Kollagenasen erhöht ist [10]. Eine erfolgreiche biologische Rekonstruktion mit Hilfe Träger-gestützter Zellimplantate wird in einem solchen Fall wahrscheinlich nur dann möglich sein, wenn es gelingt das Gelenk- bzw. Empfängermilieu durch begleitende pharmakologische Maßnahmen entsprechend zu konditionieren. Noch schwieriger ist die Situation, wenn die subchondralen Knochenstrukturen bereits durch degenerative Veränderungen zerstört sind.

Die ACT stellt daher bis heute ein biologisches Rekonstruktionsverfahren dar, dass vor allem für umschriebene, nicht degenerative Knorpelschäden geeignet ist.

Adulte mesenchymale Vorläuferzellenzellen: Möglichkeiten und Risiken künftiger Therapie

Pluripotente Stammzellen findet man im adulten Knochenmark [19]. Pluripotente Stammzellen teilen sich symmetrisch und ergänzen dadurch den pool der Stammzellen kontinuierlich. Pluripotente Stammzellen können sich auch unsymmetrisch teilen und bilden dadurch die Vorläuferzellen für die verschiedensten Zelltypen, einschließlich der Blut-, Bindegewebs- oder Nervenzellen. Bereits vor etwa 20 Jahren wurde das sequenzielle Differenzierungsmodell postuliert, das in der Zwischenzeit für die Entwicklung von haematopoietischen Zellen experimentell bestätigt werden konnte und wahrscheinlich analog für mesenchymale Zellen ebenfalls zutrifft [16]. Das Model besagt, dass die Vorläuferzellen rasch proliferieren und sich über diskrete Zwischenstufen in die funktionellen Effektorzellen wie Monozyten oder Lymphozyten differenzieren. Diese sequentielle Differenzierung wird durch ein Wechselspiel zwischengenetisch determinierten intrazellulären Differenzierungssignalen einerseits und „Umweltsignalen" (extrazelluläre Matrix, benachbarte Zellen, Zytokine) andererseits gesteuert. Dabei nehmen die Zellteilungsrate und das Potential zur Selbsterneuerung mit zunehmender Differenzierung ab. Es entsteht auf jeder Differenzierungsstufe ein Gleichgewicht von Zellen: die respektive Population wird kontinuierlich aus der Vorläuferpopulation aufgefüllt und durch Differenzierung in andere Zellen entleert. Differenzierte Zellen finden sich dann in den Geweben und teilen sich dort häufig nur noch nach Aktivierung, z. B. im Falle einer Wundheilung oder Lymphozyten bei Infektionsabwehr.

Pluripotente Stammzellen oder determinierte Vorläuferzellen sind in den verschiedensten Geweben nachweisbar. Aus Untersuchungen zur Wundheilung ist bekannt, dass Vorläuferzellen über die Blutbahn in den Defektbereich einwandern können und dort an der Regeneration des Defektes beteiligt sind [19, und Ref. dort). Mesenchymale Vorläuferzellen können bei Adulten sehr einfach unter lokaler Anästesie aus dem Knochenmark des Beckenkammes isoliert werden [13]. Es sind nur geringe Volumina (ca. 10 ml) an Aspirat notwendig, um ausreichende Mengen an Vorläuferzellen zu gewinnen. Sie proliferieren *in vitro*, sind klonierbar und bilden nach Expansion Monolayer-Kulturen aus. Aus mesenchymalen Vorläuferzellen können *in* vitro u. a. Chondrozyten und Osteoblasten erzeugt werden. Die chondrogene Differenzierung kann z. B. unter Serum-freien Bedingungen und unter Zugabe von Wachstumsfaktoren induziert werden [19].

Die Effizienz der Differenzierung mesenchymaler Zellen in funktionelle Effektorzellen ist allerdings für eine klinische Anwendung noch zu gering. Der große Vorteil der Vorläuferzellen besteht aber darin, dass sie *in vitro* ihr Proliferationspotential behalten und dadurch große Zellmassen ohne Funktionsverlust herstellbar sind. Die Anzahl differenzierungsfähiger Vorläuferzellen nimmt im Knochenmark mit zunehmendem Alter jedoch ab. Dies könnte bei älteren Patienten zu technischen Problemen führen. Das Differenzierungspotential von mesenchymalen Vorläuferzellen *per se* bleibt aber im Alter erhalten. Die Proliferationsfähigkeit und die funktionelle Integrität von differenzierten Chondrozyten, welche autolog aus dem Knorpelgewebe gewonnen werden können, nimmt im Alter ebenfalls ab. Da degenerative Knorpeldefekte vor allem bei älteren Personen auftreten, ist bei der derzeit verwendeten Technologie der ACT durch die Verwendung von differenzierten Chondrozyten aus dem Gelenk zur *in vitro* Expansion eine natürliche Altersgrenze gegeben.

Durch Verbesserung der Methodik könnten aber in Zukunft mesenchymale Vorläuferzellen zur autologen Versorgung von z. B. Knochen- oder Knorpeldefekten vor allem auch bei etwas älteren Patienten eingesetzt werden.

Literatur

1. Aicher, W. K., et al. (2002) Quality assurance of autologous chondrocyte transplantation (ACT). In: R. Kandel (ed.), ICRS. Toronto, Canada;
2. Bissell, M. J., Hall, H. G., and Parry, G. (1982) How does the extracellular matrix direct gene expression? J Theor Biol 99: 31–68
3. Bobic, V. (2002) Autologous Chondrocyte Transplantation., American Assoc. Orthop. Surgeons. Orlando, FL;
4. Brittberg, M., et al. (1994) Treatment of deep cartilage defects in the knee with autologous chondrocyte transplantation N Engl J Med 331: 889–95;
5. Dell'Accio, F., De Bari, C., and Lyuyten, F. P. (2001) Molecular markers predictive of the capacity of expanded human articular chondrocytes to form stable cartilage in vivo. Arthrithis & Rheumatism 44: 1608–1619;
6. Doyle, A., Griffiths, J. B., and Newell, D. G. (1998) Cell & Tissue Culture: Laboratory Procedures. Chichester, UK: Wiley & Sons;
7. Evans, C. H., and Robbins, P. D. (1999) Gene therapy of arthritis. Intern Med 38: 233–9;
8. Guincamp, C., et al. (2000) Gene therapy in osteoarthritis. Joint Bone Spine 67: 570–1;
9. Hauschka, S. D., and Konigsberg, I. R. (1966) The influence of collagen on the development of muscle clones. Proc Natl Acad Sci U S A 55: 119–26;
10. Hembry, R. M., et al. (2001) Immunolocalization of matrix metalloproteinases in partial-thickness defects in pig articular cartilage. A preliminary report. J Bone Joint Surg Am 83-a: 826–38;
11. Jennings, L., (2001) The effects of collagen fragments on the extracellular matrix metabolism of bovine and human chondrocytes. Connect-Tissue-Res. 42: 71–86;
12. Lanza, R. P., et al. (eds.) (2000) Principles of tissue engineering; Academic Press New York
13. Lennon, D. P., et al (1995) A chemically defined medium supports in vitro proliferation and maintains the osteochondral potential of rat marrow-derived mesenchymal stem cells. Exp Cell Res 219: 211–22;

14. Loeser, R. F. (2000) Chondrocyte integrin expression and function. Biorheology 37: 109–16;
15. Marshall, E. (2000) FDA halts all gene therapy trials at Penn. Science 287: 565, 567;
16. Melchers, F., and Rolink, A. (1998) G. B-Lymphocyte development and biology. In: W. E. Paul (ed.), Fundamental Immunology, pp. 183–224. Philadelphia: Lippinkott - Raven;
17. Mooney, D. J., and Mikos, A. G. (1999) Growing new organs. Sci Am 280: 60–5;
18. Pelletier, J. P., et al (1997) In vivo suppression of early experimental osteoarthritis by interleukin-1 receptor antagonist using gene therapy. Arthritis Rheum 40: 1012–9;
19. Pittenger, M. F., et al. (1999) Multilineage potential of adult human mesechymal stem cells. Science 284: 143–7.

II Diagnostik

Kapitel 4   Möglichkeiten zur Diagnostik des Gelenkknorpelschadens

Tilmann Krackhardt, Kuno Weise

Traumatische oder degenerative Gelenkknorpelschäden führen je nach Schwere und Ausmaß der Verletzung unbehandelt zu einer Arthrose des betroffenen Gelenks. Insbesondere an den gewichttragenden großen Gelenken der unteren Extremität kann ein Knorpelschaden frühzeitig zum Verschleiß des Gelenkes führen und damit zu Schmerzen, Bewegungseinschränkung und zur Einschränkung der eigenen Mobilität. Dies unterstreicht die Wichtigkeit frühzeitig Knorpelschäden zu erkennen und zu behandeln.

Da Knorpelgewebe nicht durchblutet und auch nicht innerviert ist, führt der isolierte Knorpelschaden, wenn überhaupt, nur zu unspezifischen Symptomen oder Beschwerden. Es ist also wichtig an einen Knorpelschaden zu denken, insbesondere bei einem Gelenktrauma, auch wenn andere Verletzungen des Gelenkes im Vordergrund stehen.

Ein Knorpelschaden an der Gelenkfläche kann verschieden ausgeprägt sein. Es ist wichtig das genaue Ausmaß des Knorpelschadens und seine anatomische Lokalisation (z. B. in der Hauptbelastungszone) festzustellen. Aber auch die Tiefe eines Knorpelschaden kann unterschiedlich ausgeprägt sein und ist von enormer Wichtigkeit, da sich das Therapieverfahren eines vollschichtigen Knorpelschaden erheblich unterscheidet von der Behandlung eines oberflächlichen Knorpelschadens.

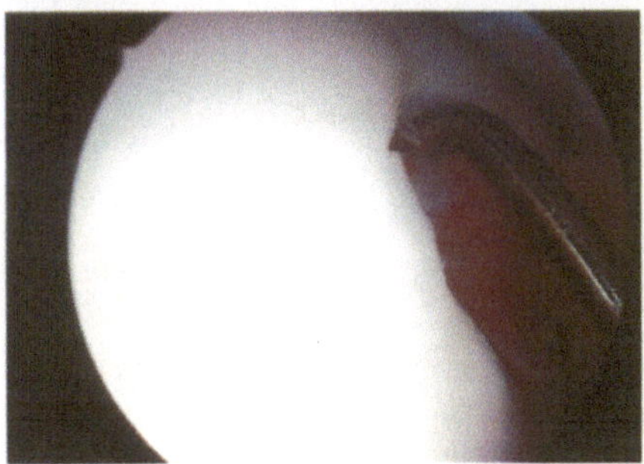

Abb. 1.
Vollschichtiger Knorpelschaden

Zusammenfassend muss die Beschreibung eines Knorpelschadens folgende Punkte umfassen:

- Ausmaß / Fläche des Defektes
- Anatomische Lokalisation (Kondylen, Patella, Trochlea, usw.)
- Statische Relevanz (Hauptbelastungszone, Notch, Randbereich, usw.)
- Defekttiefe (Vollschichtiger Knorpelschaden, OD, ...)

Für die Beurteilung der Defekttiefe hat sich die Klassifikation nach Outerbridge [1] bisher bewährt. Ein neuer Score wurde von der ICRS (International Cartilage Repair

Society) (2) kürzlich entwickelt. Dieser beinhaltet eine genaue Unterteilung der Läsionen speziell für das Knorpelgewebe insbesondere um die Beschreibung und Beurteilung von Knorpeldefekten zu vereinheitlichen.

Grade 0 = Normal

Grade I = Nearly normal

Superficial lesions. Soft indentation (A) and/or superficial fissures and cracks (B)

Grade II = Abnormal

Lesions extending down to < 50 % of cartialge depth

Grade III = Severely abnormal

Cartilage defects extending down > 50 % of cartilage depth (A) as well as down

To calcified layer (B) and down to but not through the subchondral bone (C)

Blisters are included in this Grade (D)

Grade IV = Severely abnormal

Subchondral bone exposure

Tab. 1. Orginal ICRS „Cartilage Grading System" (s. auch: www.cartilage.org)

ICRS Classification of OCD Lesions	
ICRS ODC I	Stable, continuity: softened area covered by intact cartilage.
ICRS OCD II	Partial discontinuity, stable on probing.
ICRS OCD III	Complete discontinuity "dead in situ", not displaced.
ICRS OCD IV	Displaced fragment, loose within the bed or empty defect
	If lesion is < 10 mm deep (IV A) If lesion is > 10 mm deep (IV B)

Da die ACT zur Zeit im wesentlichen am Kniegelenk durchgeführt wird beziehen sich die nachfolgenden diagnostischen Untersuchungsmethoden insbesondere auf das Kniegelenk.

Anamnese

Es ist klar, dass bei einer Distorsionsverletzung des Kniegelenks mit einer Bandruptur an eine Knorpelverletzung gedacht werden muss. Je nach Lokalisation der Bandruptur kann bei erheblicher Krafteinwirkung mit einer Kontusion der gegenüberliegenden Kondyle gerechnet werden, im schlimmsten Fall mit einer Abscherung und Zertrümmerung eines Knorpelflakes.

Auch bei der traumatischen Patellaluxation kann eine Abscherung eines Knorpelflakes an der lateralen Femurkondyle entstehen. Bei den obengenannten Distorsionstraumen stehen jedoch meistens die Rupturen des Bandapparates bzw. der Retinacula im Vordergrund, so dass ein Knorpelschaden nur selten symptomatisch wird. Erst nach Loslösung des Flakes kommt es zur schmerzhaften Blockierung des Gelenks und der Knorpelschaden wird symptomatisch.

Liegt kein Trauma in der Anamnese vor, so werden bei Vorliegen eines Knorpelschadens je nach Größe des Defektes von den Patienten meist unspezifische Beschwerden wie Schwellneigung, Schmerzen, Anlaufbeschwerden, usw. geäußert die genauso bei Schäden am Meniskus oder anderen Gelenkerkrankungen auftreten können.

In der Anamnese müssen frühere Überbelastungen durch Sport, Arbeit oder Übergewicht ermittelt werden, auch vorausgegangene Operationen müssen in die Anamnese miteinbezogen werden.

Klinische Untersuchung

Die klinische Untersuchung des Kniegelenks erfasst ebenfalls Befunde und Verletzungen die indirekt auf einen Knorpelschaden hinweisen können.

Bei einer frischen Unfallverletzung ist die klinische Untersuchung bedingt durch Schmerzen oftmals nur eingeschränkt möglich. Trotzdem muss ein genauer Gelenkbefund erhoben werden um die Wahrscheinlichkeit eines Knorpelschadens beurteilen zu können:

Inspektion:
- Deformität, Schwellung, Kontusionsmarken

Palpation:
- Erguss, Schmerzpunkte
- Einschränkung der Beweglichkeit, Blockierungen
- Überprüfung der Bandstabilität
- Meniskuszeichen

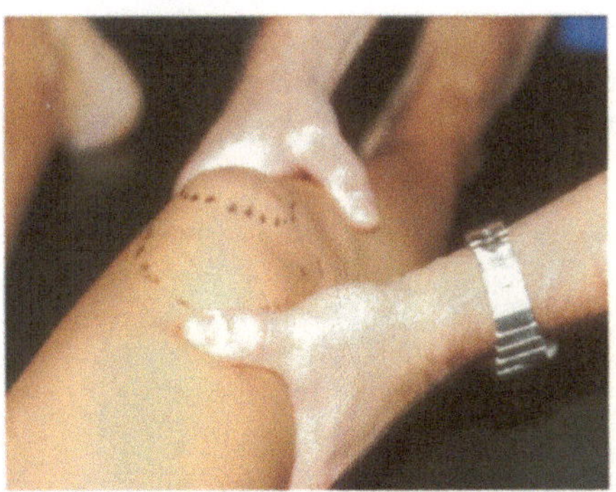

Abb. 2. Lachmann-Test zur klinischen Überprüfung einer anterioren Knieinstabilität

Insbesondere bei bestehender Bandinstabilität (z. B. antero-mediale Knieinstabilität) muss ein Knorpelschaden mit anderen Untersuchungsmethoden ausgeschlossen werden.

Bei Verdacht auf Knorpelschäden im Kniegelenk ohne akutes Trauma ist die klinische Untersuchung im wesentlichen identisch. Bei der Inspektion wird jedoch zusätzlich auf Achsenfehlstellungen und das Köpergewicht geachtet. Reibegeräusche bei der Bewegung, Erguss, chronische Bandinstabilität usw. weisen auf einen chronischen degenerativen Knorpelschaden hin im Sinne einer beginnenden Arthrose.

Die klinischen Befunde bei frischen und degenerativ bedingten Knorpelschäden nochmals im Vergleich:

Älterer lokaler Knorpelschaden
- Schwellung
- Schmerz
- Reiben
- Meniskuszeichen, Instabilität

Frisches Trauma
- Hämarthros
- Blockade
- Schmerzhafte Bewegungseinschränkung

Gelenkpunktion

Bei einem bestehenden Hämarthros nach Trauma kann die Ursache für das Hämarthros vielschichtig sein und ist kein spezieller Test für eine Knorpelschädigung sondern ein weiterer Mosaikstein.

Aparative Diagnostik

Röntgen

Auch wenn Knorpelgewebe im Röntgenbild nicht darstellbar ist, sollte auf die Aufnahme in zwei Ebenen sowie die Patellatangentialaufnahme nicht verzichtet werden.

Die Informationen die auf einen Knorpelschaden hinweisen sind indirekt:
- Impressionsfraktur der Gelenkfläche
- Höhenminderung des Gelenkspaltes
- Knöcherner Defekt bei der Osteochondrosis dissecans (OD)
- Knorpelflake durch Anteile der subchondralen Knochenlamelle eventuell sichtbar

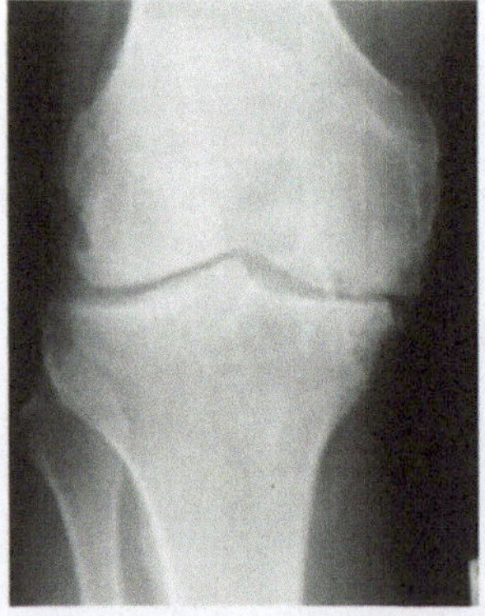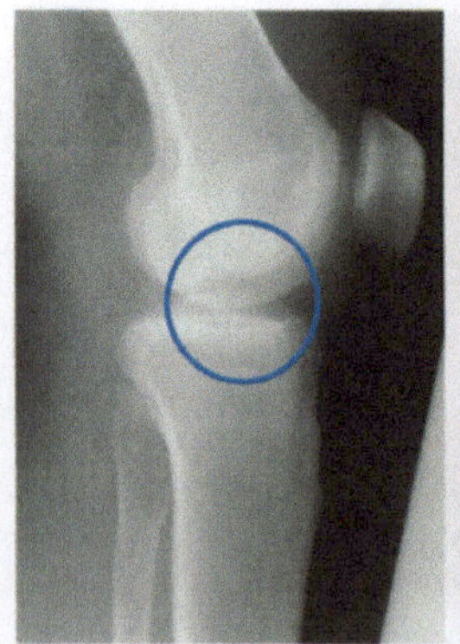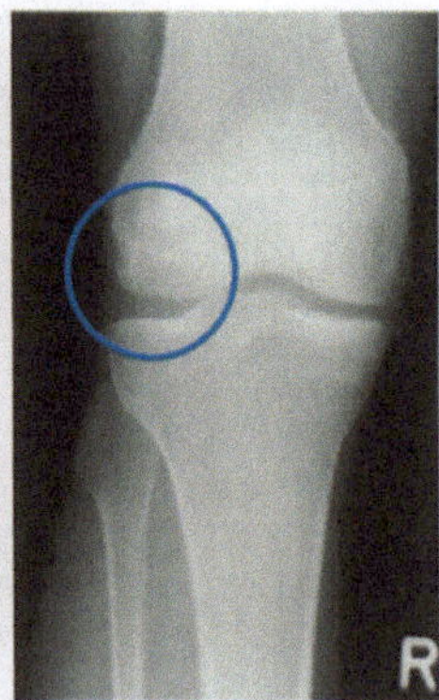

Abb. 3. a) Ausgeprägter degenerativer Knorpelschaden bei Arthrose, b) OD mit Defekt der subchondralen Deckplatte

In allen Fällen ist das Knorpelgewebe nicht sichtbar, auch wenn ein traumatischer oder degenerativer Knorpelschaden angenommen werden muss.

Sonografie

Die Sonografie ist bei der Gelenkdiagnostik nur sinnvoll, um einen intraartikulären Erguss darzustellen. Verletzungen des Bandapparates oder Knorpelschäden sind nicht mit ausreichender Sicherheit festzustellen, andere diagnostische Verfahren sind hier überlegen.

CT

Auch die CT Untersuchung gibt im wesentlichen Informationen über knöcherne Veränderungen, Hinweise auf Knorpelläsionen können nur indirekt gegeben werden. Da der Informationsgehalt im Vergleich zur Röntgennativaufnahme nicht größer ist, kann auf eine CT-Untersuchung verzichtet werden

MR-Tomografie

Die Kernspintomografie ist sicher die geeigneteste aparative Methode um Knorpelschäden darzustellen. Auch wenn das Verfahren von verschiedenen Faktoren abhängig ist (Untersucher, Schichtdicke, Sequenzen, usw.) so ist die allgemeine Qualität der MR-Tomografie mittlerweile so ausgeglichen, dass eine Beurteilung eines Knorpeldefekts problemlos möglich ist.

Wichtig ist für die Qualität der Untersuchung die detaillierte Anforderung an den Radiologen. Hinsichtlich der gewählten Sequenzen und der Schichtdicken macht es einen Unterschied, ob Veränderungen am Meniskus oder am Knorpel beurteilt werden sollen. Bei Verwendung von geeigneten Sequenzen kann das Vorhandensein eines Knorpeldefekts sicher beurteilt werden. Auch die Tiefe eines Knorpeldefekts bzw. Veränderungen der subchondralen Knochenlamelle können sicher mit dem MRT erkannt werden, hier ist das MRT teilweise der Arthroskopie überlegen. Schwierig ist es manchmal die Größe eines Defektes im MRT-Bild genau zu bestimmen.

Welche Sequenzen bei der Beurteilung von Knorpeldefekten sinnvoll sind und ob eine Verlaufbeurteilung von Knorpelschäden mit dem MRT sinnvoll sind ist Gegenstand eines späteren Artikels.

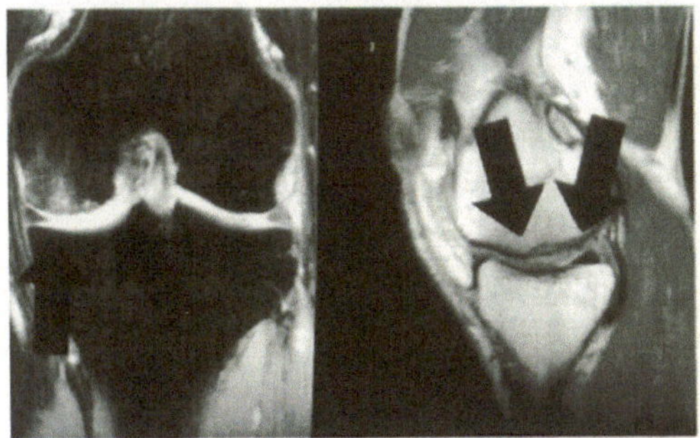

Abb. 4. MR Bild eines Knorpeldefekts an der medialen Femurkondyle

Zusammenfassend kann festgestellt werden, dass die MR-Tomografie die einzige nicht invasive Untersuchungsmethode ist, bei der Knorpelgewebe direkt dargestellt und beurteilt werden kann. [3]

Operative Diagnostik

Arthroskopie

Bei der Arthroskopie handelt es sich um eine invasive Untersuchungstechnik, die für eine endgültige Beurteilung des Defektes jedoch meistens nicht zu umgehen ist. Natürlich sollte eine Arthroskopie nicht alleine nur zur Diagnostik angewandt werden, aus dem Ergebnis der Arthroskopie sollte möglichst eine therapeutische Konsequenz erfolgen.

Durch die Gelenkspiegelung ist die Größe und die Tiefe eines Defektes genau ersichtlich und kann ausgemessen werden auch die Genese des Defektes ist meistens ersichtlich (frisches Trauma, chronische Instabilität). Mit dem Tasthaken kann auch die Qualität des umgebenden Knorpels getestet werden.

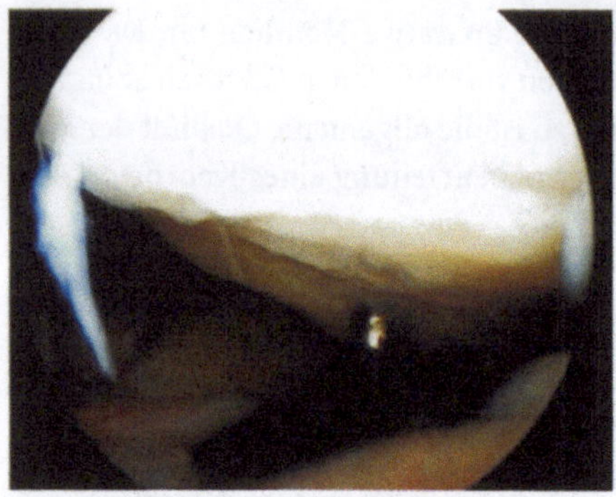

Abb. 5. Arthroskopisches Bild eines Knorpeldefekts

Vor der operativen Behandlung eines Knorpelschadens ist die Durchführung einer Arthroskopie zwingend zu fordern. Während der Arthroskopie kann durch genaue Ansicht des Knorpeldefekts die geplante Behandlung überprüft und gegebenenfalls korrigiert werden. Die eigentliche Behandlung des Knorpeldefekts kann dann unmittelbar angeschlossen werden zum Teil ist sie arthroskopisch möglich. Es ergeben sich folgende rein arthroskopische Behandlungsmöglichkeiten oder Kombinationsbehandlungen:

- Mikrofrakturierung
- OCT
- Knorpelentnahme zur ACT
- Flake / Dissekatrefixation
- Umstellungsosteotomie mit arthroskop. Mikrofrakturierung oder OCT

Literatur

1. Outerbridge RE. The etiology of chondromalacia patellae, J Bone and Joint Surg (1961); 43 B(4): 752–757
2. Brittberg M. ICRS Clinical Cartilage Injury Evaluation System-2000. Third ICRS Meeting, 2000; April 28, 2000.
3. Potter H, Linklater J, Answorth A. Magnetic resonance imaging of articualr cartilagein the knee: An evaluation with use of fast-spin-echo imaging. J Bone Joint Surg Am 1998;80: 1276–1284

Kapitel 5 Die Magnetresonanztomographie als Instrument zur Verlaufskontrolle nach Knorpelreparatur

Eckart Grönewäller

Bisher ist die Magnetresonanztomographie (MRT) die einzige nicht invasive Methode zur direkten Darstellung des Gelenkknorpels. Knorpelschäden können an Kontur-defekten gegenüber der Gelenkflüssigkeit, an einer verminderten Knorpeldicke und an Signalveränderungen der Knorpelschicht erkannt werden. Neben den Vorteilen ei-nes hohen Weichteilkontrastes und der beliebig wählbaren Schnittbildorientierung können in der MRT auch biochemische und strukturelle Eigenschaften des Knorpels zur Veränderung des Gewebekontrastes ausgenutzt werden. Die Aufgabe der MRT vor einer autologen Chondrozytentransplantation ist es, die Ausdehnung und die Tiefe des Knorpeldefektes darzustellen und der Transplantation entgegenstehende Begleit-verletzungen zu identifizieren. Nach erfolgter Transplantation ist eine möglichst exak-te anatomische Darstellung des Transplantats erforderlich, um Komplikationen wie die Transplantathypertrophie oder die Transplantatablösung zu erkennen. Zusätzlich exi-stieren verschiedene experimentelle Ansätze zur nicht invasiven Beurteilung der Knorpelreifung mittels MRT.

Bildgebungstechniken zur Knorpeldarstellung

Da die Knorpelschicht nur wenige Millimeter dick ist, sind dünne Schichten und hohe Auflösungen innerhalb einer Schicht zur Darstellung von Knorpelschäden notwendig. Eine hohe Magnetfeldstärke und ein leistungsfähiges Gradientensystem sind hierzu eine Voraussetzung. Die Auswahl des Sequenztyps und die Einstellung der Kontrastparameter muss einen hohen Kontrast zwischen Knorpel und den angrenzenden Strukturen wie Synovialflüssigkeit, Knochen, Fettgewebe, Muskulatur und Meniski ermöglichen.

T1-gewichtete Spinecho-Sequenzen

Streng genommen ist eine T1-gewichtete Darstellung von Knorpel mit Standard-Spin-echo-Sequenzen (kurze Repetitionszeit TR, kurze Echoauslesezeit TE) nicht möglich, da bei den üblicherweise erreichbaren kürzesten TE > 10 ms das Signalverhalten stark von der kurzen T2-Relaxationszeit des Knorpels beeinflusst wird. Gleiches gilt für so genannte Protonendichte-gewichtete Spinecho-Sequenzen (langes TR, kurzes TE). Den-noch wird im Folgenden die gängige Terminologie beibehalten.

Die T1-Relaxationszeit von hyalinem Knorpel ist relativ homogen [5], weshalb das Signal innerhalb des Knorpels in konventionellen T1-Spinecho (SE) -Sequenzen nur gering variiert. Der Übergang zwischen Knorpel und Knochenmark ist in T1-Wichtung ohne Fettsuppression am besten beurteilbar und stellt sich als signalarme Linie dar, die aber nur zum Teil die subchondrale Lamelle repräsentiert. Diese Linie ist aufgrund von chemical-shift-Artefakten und wegen des Signalabfalls durch die kurzen T1- und T2-Relaxationszeiten von dicht gepacktem Kollagen und den Verkalkungen in der un-tersten Knorpelschicht breiter als die subchondrale Lamelle. Wegen des geringen Kontrastes zur Gelenkflüssigkeit können Knorpelschäden in T1-gewichteten SE-Aufnahmen nicht mit ausreichender Sicherheit erkannt werden [10].

Die schnelleren Fast-Spinecho-Sequenzen (FSE oder Turbo-Spinecho, TSE, oder Rapid Aquisition Relaxation Enhancement, RARE) lesen pro Anregungszyklus mehrere Echos nach jeweils vorangehendem 180°-Refokussierungspuls aus, wodurch sich die Messzeit um den entsprechenden Faktor (Turbofaktor oder Echozuglänge ETL) reduziert. Bei FSE-Sequenzen mit kurzem TE treten jedoch mit zunehmender Echozuglänge deutliche Bildunschärfen entlang der Phasenkodierachse auf, da das Signal bei kurzen TE durch den raschen T2-Zerfall schnell abnimmt und damit die Echos eines Echozugs deutliche Signalunterschiede aufweisen. Bei T1-gewichteten FSE sind deshalb ETL von mehr als 3 nicht sinnvoll. Bei der muskuloskelettalen Bildgebung sollten möglichst keine T1-gewichteten FSE-Sequenzen verwendet werden.

T2-gewichtete Spinecho-Sequenzen

Aufgrund des hohen Kollagengehalts besitzt Knorpel eine kurze T2-Relaxationszeit, weshalb Knorpel auf T2-gewichteten Aufnahmen trotz des hohen Wassergehalts vorwiegend dunkel erscheint. Im Gegensatz zur relativ einheitlichen T1-Relaxationszeit variiert die T2-Relaxationszeit mit der Tiefe der Knorpelschicht von ca. 35 ms in den tiefsten Bereichen bis 70 ms in den oberflächennahen Abschnitten [5]. In moderat T2-gewichteten Spinecho-Sequenzen (TE < 80 ms) kann gesunder Knorpel eine Dreischichtung aufweisen, die grob mit den histologischen Zonen korreliert [20]. An der Knorpeloberfläche befindet sich die *Tangentialzone* mit dicht gepackten, parallel zur Oberfläche verlaufenden Kollagenfasern (▶ s. Kapitel 3; ◪ Abb. 2, 3). Die resultierende kurze T2-Relaxationszeit führt zu einer linienförmigen Signalabsenkung an der Knorpeloberfläche. Die sich anschließende *Übergangszone* besteht aus sich kreuzenden, schräg verlaufenden und weniger dicht gepackten Kollagenfasern. Diese Zone und der sich anschließende äußere Teil der *Radialzone* mit weniger dicht gepackten, senkrecht zur Knorpeloberfläche verlaufenden Kollagenfasern weisen eine längere T2-Relaxationszeit und damit ein intermediäres Signal auf. Die tiefere, dichter gepackte Radialzone und die unterste, *verkalkte Zone* besitzen wieder eine kürzere T2-Relaxationszeit und stellen sich deshalb signalarm dar. Variationen dieser trilaminaren Signalstruktur treten auch im gesunden Knorpel in Abhängigkeit von der Kontrastwichtung der Sequenz und von der Orientierung zum statischen äußeren Magnetfeld auf. Bei stärkerer T2-Wichtung (TE > 80 ms) verschwindet diese Dreischichtung mit nahezu homogen dunkler Knorpeldarstellung [20]. Bei moderat Protonendichte-gewichteten Sequenzen (TE ca. 40 ms) kann sogar eine vierte Signalschicht erkennbar sein. Die Anisotropie des Knorpels verursacht eine winkelabhängige Signalanhebung, die am stärksten im Winkel von 55° (*magic angle*) zur Achse des statischen Magnetfelds ist [21]. Dadurch können die laminaren Signalunterschiede winkelabhängig verschwinden, was bei kürzeren Echozeiten deutlicher ist.

Bei niedrigem Knorpelsignal gegenüber dem hohen Signal der Synovialflüssigkeit, dem intermediären Signal von Fettgewebe und dem niedrigen Signal des Knochens ähnelt die T2-gewichtete Aufnahme einem Arthrogramm, wenn ein Gelenkerguss vorhanden ist. Dennoch sind konventionelle T2-gewichtete SE-Sequenzen relativ unsensitiv auf Knorpeldefekte [7], da für die notwendigen dünnen Schichten das Signal-zu-Rausch-

Verhältnis relativ schlecht ist. Die schnelleren FSE-Sequenzen erlauben es, in vertretbarer Zeit mehrere Messungen durchzuführen und das Signal zu mitteln. Das dadurch verbesserte Signal-zu-Rausch-Verhältnis erlaubt es, hochauflösende Dünnschichten von 2 bis 3 mm zu erhalten. So sind T2-gewichtete FSE-Sequenzen als sehr sensitiv auf Knorpeldefekte beschrieben worden, was zusätzlich zum verbesserten Signal-zu-Rausch-Verhältnis auch mit dem inhärenten Magnetisierungstransferkontrast als Folge der wiederholten 180°-Refokussierungspulse begründet wurde [33]. Durch den Magnetisierungstransfer führt der Austausch von abgesättigten, makromolekular gebundenen Protonen mit dem Pool an ungebundenen Protonen freien Wassers zu einer Signalabsenkung. Hauptverantwortliches Makromolekül für den Magnetisierungstransfer ist das Kollagen, deshalb stellen sich Knorpelschäden mit vermindertem Kollagengehalt durch höhere Signaldichte dar. Der Vorteil gegenüber hochauflösenden Gradientenechosequenzen besteht in der besseren Detektion von Signalveränderungen in Knorpelschäden ohne Konturdefekt und in der geringen Anfälligkeit gegenüber Metallartefakten, was in der postoperativen Bildgebung von Bedeutung ist. Der Nachteil der T2-gewichteten FSE-Sequenzen gegenüber den Gradientenechosequenzen liegt in der ungenauen Bestimmung der Knorpel-Knochen-Grenze, weshalb sie nicht zur exakten Knorpeldickenmessung geeignet sind. Da der T2-Signalzerfall zu einem späteren Auslesezeitpunkt (langes TE) deutlich langsamer erfolgt als bei frühem Auslesezeitpunkt (kurzes TE), können bei T2-gewichteten FSE-Sequenzen deutlich längere Echozüge als bei T1- oder Protonendichte-gewichteten Sequenzen angewendet werden, ohne relevante Bildunschärfen in Kauf nehmen zu müssen.

Protonendichtegewichtete Spinecho-Sequenzen

Protonendichte (PD) -gewichtete FSE-Sequenzen besitzen eine geringere Sensitivität gegenüber Knorpelschäden im Vergleich zu den T2-gewichteten FSE-Sequenzen. Der gesunde Knorpel wird bereits mit einem höheren Signal dargestellt, so dass eine weitere Signalzunahme als Folge einer Knorpelläsion sich nicht unbedingt deutlich von der Umgebung abhebt, außerdem ist der Kontrast zur Gelenkflüssigkeit geringer als in T2-Wichtung. Zusätzlich sind PD-gewichtete FSE anfälliger gegenüber dem so genannten *magic angle*-Effekt, der eine Knorpelläsion vortäuschen kann. Für die Beurteilung der Meniski und der Kreuzbänder ist die PD-gewichtete Sequenz jedoch notwendig. Auch hier sollte der Turbofaktor wegen der nachteiligen Bildunschärfen möglichst klein gehalten werden.

Inversion-Recovery-Sequenzen

Durch einen zusätzlichen Inversionspuls in einer SE-Sequenz kann das Signal bestimmter Gewebsanteile unterdrückt werden. Der Inversionspuls wird dabei eine bestimmte Zeit TI (Inversionszeit) vor dem Phasenkodiernullpunkt gesendet, die von der T1-Relaxationszeit des zu unterdrückenden Gewebes und damit auch von der Magnetfeldstärke abhängt. Für eine Fettunterdrückung bei 1,5 Tesla (T) ist ein TI von etwa 150 ms erforderlich. Diese Sequenz (STIR, Short Tau Inversion Recovery) liefert eine sehr stabile, gegen Suszeptibilitätsartefakte robuste Fettsuppression und wird besonders zur Darstellung von Knochenmarködemen eingesetzt. Während sie auch für dicke Knorpelschichten wie z. B. dem Patellaknorpel gut geeignet ist, können bei vorliegendem Gelenkerguss Läsionen in dünnen Knorpelschichten (z. B. Randbereiche der Femurkondylen) durch Signalalterationen in Folge von Partialvolumeneffekten vorgetäuscht werden [3]. Da alle Gewebsareale mit einer dem Fettgewebe ähnlichen T1-Relaxationszeit unterdrückt werden, könnten eventuell auch Signalanhebungen durch Kontrastmittelanreicherungen unterdrückt werden. Deshalb darf diese Sequenz nur vor der Gabe eines paramagnetischen Kontrastmittels eingesetzt werden.

Fettsupprimierte 3D-Gradientenechosequenz

Gradientenechosequenzen (GRE-Sequenzen) können prinzipiell in 2D- oder in 3D-Akquisition durchgeführt werden. 3D-GRE-Sequenzen bieten den Vorteil einer hohen Auflösung innerhalb einer Schicht und dünnen lückenlosen Schichten bei relativ gutem Signal-zu-Rausch-Verhältnis und noch vertretbar langen Scanzeiten. Das Hauptproblem ist der geringe intraartikuläre Kontrast. Mit Verlängerung des TE und damit einer zunehmenden T2*-Wichtung erhöht sich zwar der Kontrast zwischen Flüssigkeit und Knorpel, dies aber auf Kosten des sich verschlechternden Signal-zu-Rausch-Verhältnisses und der damit verbundenen schlechteren Auflösung. T2*-gewichtete Standard-GRE-Sequenzen sind deshalb zur Knorpeldarstellung nicht geeignet. T1-gewichtete GRE-Sequenzen (3D-SPGR, 3D-FLASH) mit zusätzlicher spektraler Fettunterdrückung haben sich dagegen als sensitiver erwiesen als andere Standardsequenzen [6;17]. Durch fettselektive Vorsättigungspulse wird das Signal benachbarter fetthaltiger Gewebe supprimiert, so dass Knorpel als signalreichste Struktur hyperintens zum umgebenden Gewebe und zur Synovialflüssigkeit dargestellt wird. Eine 3D-Akquisition mit dünnen Schichten (< 1,5 mm) erlaubt es, qualitativ gute sekundäre, multiplanare Rekonstruktionen anzufertigen. Knorpelschäden können vorwiegend als Konturdefekte, seltener anhand des veränderten Signals erkannt werden.

Der Nachteil von GRE- gegenüber SE-Sequenzen ist die Anfälligkeit gegenüber mikroskopischen Metallresten nach Operationen. So genannte Trunkationsartefakte entstehen, wenn im Abstand weniger Pixel zwei starke Kontrastsprünge auftreten. Da das Signal nur über eine begrenzte Zeitdauer gesammelt wird, können die Konturen dieser Kontrastsprünge nicht exakt im Bild rekonstruiert werden, so dass linienförmige Artefakte besonders entlang der Phasenkodierachse entstehen. Da auch die fettsupprimierte T1-gewichtete Gradientenecho-Sequenz zu beiden Seiten des Knorpels starke Kontraste liefert, können hier leicht Trunkationsartefakte auftreten (◻ Abb. 1). Diese dürfen weder mit den realen, auf unterschiedlichen T2-Relaxationszeiten basierenden Signalunterschieden in SE-Sequenzen noch mit Knorpelschäden verwechselt werden. Die besonders bei GRE-Sequenzen möglichen chemical-shift-Artefakte an Fett-Wasser-Grenzen werden dagegen durch die Fettsuppression wirkungsvoll unterdrückt.

Wasserselektive Gradientenechosequenz

Eine effektivere Methode zur Fettsuppression ist die wasserselektive Anregung. Das Knochenmarksignal kann damit komplett unterdrückt werden, so dass der Kontrast zwischen Knorpel und Knochen sehr hoch ist (◻ s. Abb. 2a). Chemical-shift-Artefakte werden komplett vermieden. Die Akquisitionsdauer ist dabei in der Regel kürzer als bei einer fettgesättigten T1-gewichteten FLASH-Sequenz. Diese neue Technik steht jedoch nicht auf allen Geräten zur Verfügung.

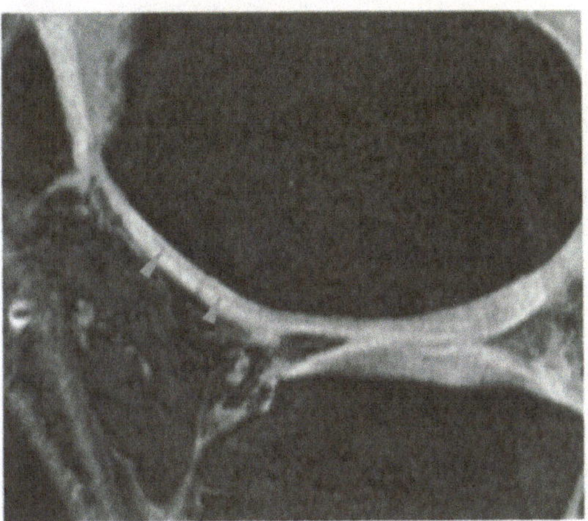

Abb. 1. Trunkationsartefakt in fettsupprimierter T1-gewichteter 3D-FLASH

Steady-State-Sequenzen

Bei den Steady-State-GRE-Sequenzen mit kurzem TR verbleibt nach dem ersten Anregungszyklus eine nur dephasierte, noch nicht zerfallene Quermagnetisierung übrig, die nach dem nächsten RF-Anregungspuls rephasiert wird, so dass zusätzlich zu den Gradientenechos pro Anregungspuls ein Spinecho erzeugt wird, das die Signalintensität verstärkt. Zusätzlich zur Längsmagnetisierung, welche von der T1-Relaxationszeit des Gewebes abhängt, trägt hier also die Quermagnetisierung, die von T2* abhängt, zum Signal bei. Das Signal der so genannten FISP (fast imaging steady state precession) ist damit eine Funktion von T1 und T2. Der Vorteil ist eine besonders gute Signalausbeute der Gesamtmagnetisierung bei schneller Bildgebung. Die Umkehrung dieser Pulsfolge (PSIF = umgekehrtes FISP) liefert dagegen eine starken T2-Kontrast in kurzer Messzeit, der bei kurzem TR und mittlerem Flipwinkeln dem Kontrast einer T2-gewichteten SE-Sequenz ähnelt. Bei der Kombination von FISP und PSIF wird das stark T2-gewichtete Bild der PSIF-Sequenz zum Bild der FISP-Sequenz mit T1/T2*-Kontrast addiert (DESS, double echo steady state). Dadurch wird Flüssigkeit hell, Knorpel mit intermediärem Signal und andere Gewebe je nach T2-T1-Verhältnis intermediär bis dunkel dargestellt. Nachteile sind der schlechte Kontrast zwischen Knorpel und umgebendem soliden Gewebe (insbesondere den Meniski), so dass nur bei vorhandenem Gelenkerguss die Knorpeloberfläche besser als in der T1-gewichteten fettsaturierten FLASH-Sequenz zu beurteilen ist [19, 28].

Das verwandte Prinzip des DEFT-Kontrasts (driven equilibrium Fourier transformation) stellt Gelenkflüssigkeit ebenfalls signalreich, Knorpel mit intermediärem Signal und Knochen- bzw. Fettgewebe signalarm dar [16]. Das Signal-zu-Rausch-Verhältnis einer optimierten DEFT-Sequenz erwies sich als statistisch signifikant besser als bei üblicherweise zur Knorpeldarstellung eingesetzten GRE- oder TSE-Sequenzen, und Knorpelschäden konnten deutlicher dargestellt werden [16]. Wegen des bisher nicht gelösten Problems eines ausreichend großen Untersuchungsvolumens bei ausreichend kleiner Pixelgröße und gleichzeitig vertretbarer Sequenzdauer steht diese Sequenz noch nicht als Routinemethode zur Verfügung.

Echo Planar Imaging

Das Prinzip der ultraschnellen echoplanaren Bildgebung (EPI) ist es, nach einem einzigen Anregungspuls die gesamten Daten einer Bildebene zu akquirieren, in dem ein oszillierender Auslesegradient mit einem konstanten Phasenkodiergradienten kombiniert wird. Wegen des Nachteils der erforderlichen relativ langen Untersuchungsdauer hochauflösender fettsuprimierter T1-gewichteter GRE-Sequenzen wurde eine 3D-EPI-Sequenz mit Fettsuppression vorgeschlagen [27], deren Messzeit nur etwa einem Viertel der von T1-gewichteten fettsuprimierten GRE-Sequenzen beträgt. Der Kontrast zwischen Knorpel und Gelenkflüssigkeit erwies sich zwar als geringer als in der T1-gewichteten GRE, aber die Beurteilung degenerativer Knorpelveränderungen war dadurch nicht eingeschränkt. Auch bei traumatischen Knorpelschäden wird dieser Sequenztyp eingesetzt [3]. Diese Sequenz ist allerdings sehr anfällig gegenüber Magnetfeldinhomogenitäten, so dass ihr Einsatz in der postoperativen Bildgebung wegen Artefakten durch mikroskopischen Metallabrieb und durch Ablagerungen von Blutabbauprodukten nicht sinnvoll ist.

Magnetisierungstransferkontrast

Der Mechanismus des Magnetisierungstransfers besteht in einer Interaktion zwischen zwei Protonenpools mit unterschiedlichen T2-Relaxationszeiten: makromolekular gebundene Protonen besitzen eine kurze T2-Relaxationszeit von unter 100 ms (makromolekularer Protonenpool), die übrigen Protonen eine T2-Relaxationszeit von über 10 ms (freier Protonenpool) [24]. Die Protonen von Makromolekülen weisen ein breites, kaum registrierbares Magnetresonanzsignal mit einer Frequenzbreite von bis zu 50 kHz auf [31]. Dagegen ist das Magnetresonanzsignal der freien Protonen kräftig in einem engen Frequenzbereich von 10 bis 100 Hz und entspricht beim klinisch üblichen Protonenimaging nahezu ausschließlich dem bildgebenden Resonanzsignal. Durch Hochfrequenzpulse, deren Frequenz mindestens 100 Hz unterhalb oder oberhalb der Resonanzfrequenz des freien Wassers liegt, können die makromolekular gebundenen Protonen selektiv abgesättigt werden. Dabei beobachtet man jedoch auch einen Signalverlust der freien Protonen, der sich nicht durch eine direkte Sättigung durch die Hochfrequenzsättigungspulse erklären lässt. Vielmehr führt die Interaktion von Protonen der beiden Pools über Dipol-Dipol-Interaktionen, über Diffusion zwischen oberflächlicher Schicht der makromolekular gebundenen Protonen und dem freien Pool und durch chemischen Austausch zwischen beiden Kompartimenten zu einem Transfer der Magnetisierung von den vorgesättigten makromolekular gebundenen Protonen auf den nicht vorgesättigten Pool der freien Protonen.

Da das Ausmaß der Signalminderung durch Magnetisierungstransfer indirekt eine Information über den makromolekularen Aufbau von Geweben liefert, die sich nicht durch andere Methoden wie T1-, Protonendichte- oder T2-gewichtete Aufnahmen oder chemical shift imaging erzielen lässt, ist es sinnvoll, diese Signalminderung zu quantifizieren. Üblicherweise wird das Verhältnis der Signalintensitäten vor (SI_o) und nach (SI_{MT}) nach folgender Formel berechnet:

$$MT - Quotient = \frac{SI_o}{SI_o - SI_{MT}}$$

Der Zahlenwert kann auch in Prozent angegeben werden und wird üblicherweise als MT-Effekt bezeichnet. Der MT-Effekt ist keine ausschließlich gewebespezifische Eigenschaft, sondern hängt auch vom Design der Pulssequenz und von der Magnetfeldstärke ab. Bei hohen Magnetfeldstärken ist der MT-Effekt ausgeprägter. Beispielsweise konnte bei 1,5 T ein bis zu 20 % höherer MT-Effekt als bei 0,5 T erzielt werden [31]. Gewebe mit einem deutlichen MT-Effekt sind Muskulatur, Hirngewebe und Knorpelgewebe, praktisch keinen MT-Effekt beobachtet man dagegen in Fettgewebe oder in Flüssigkeiten. PD-gewichtete Sequenzen liefern erfahrungsgemäß den größten MT-Effekt, wobei der Effekt in GRE-Sequenzen ausgeprägter ist als in SE-Sequenzen. Dabei konnten für Muskulatur und Knorpel MT-Quotienten von über 50 % erzielt werden [30, 32].

Für den charakteristischen MT-Effekt von Knorpel sind ganz überwiegend die Kollagen Typ-II-Fasern verantwortlich [12, 25, 29], während Proteoglykane nur eine untergeordnete Rolle spielen. Auch für Zellen selbst konnte ein MT-Effekt nachgewiesen werden [25]. Da aber der MT-Effekt von Knorpel *in vivo* größer ist als der MT-Effekt der Einzelbestandteile von Knorpel *in vitro*, wird ein synergistischer MT-Effekt durch die Anordnung von Chondrozyten, Kollagenfasern und Proteoglykanen vermutet [25]. Damit ist der MT-Effekt von Knorpelgewebe unter anderem eine Funktion seines strukturellen Aufbaus. Diese Eigenschaft kann zur Erhöhung des Kontrastes zwischen Knorpel und benachbarten Strukturen ausgenutzt werden. Beispielsweise kann eine wasserselektive GRE-Sequenz, die einen sehr starken Kontrast zwischen Knorpel und Knochenmark, aber nur einen moderaten Kontrast zwischen Knorpeldefekt und Gelenkflüssigkeit aufweist, mit Magnetisierungstransfer (MT) -Sättigungspulsen kombiniert werden. Da Knorpelgewebe, nicht aber Fett oder Wasser einen MT-Effekt aufweisen, kann nach digitaler Subtraktion sich entsprechender Schichten mit und ohne MT-Präparation der Knorpeldefekt kontrastreich zum Knochen und zur Synovialflüssigkeit dargestellt werden (◘ Abb. 2a–c). Nachteilig sind die notwendige Nachbearbeitung und die Anfälligkeit gegenüber geringfügigen Positionsänderungen des Patienten, die zu fehlerhaften MT-Subtraktionsbildern führen können

Ursprünglich wurde die MT-Kontrast (MTC) -basierte Bildgebung zur Darstellung degenerativer Knorpelschäden entwickelt. In Folge einer Abnahme des Wassergehalts im arthrotischen Knorpel kommt es zu einer relativen fokalen Zunahme an Kollagen, die zur stärkeren Signalreduktion in MTC-Bildern führt [29]. Andererseits nimmt der MT-Effekt bei Verlust der Tripelhelix-Struktur von Kollagen ab, was mit einer Signalzunahme einhergeht.

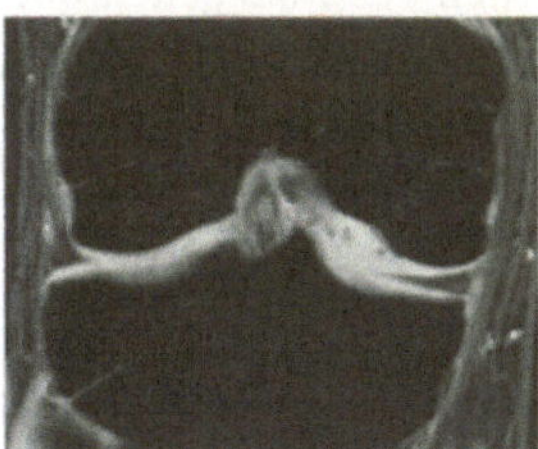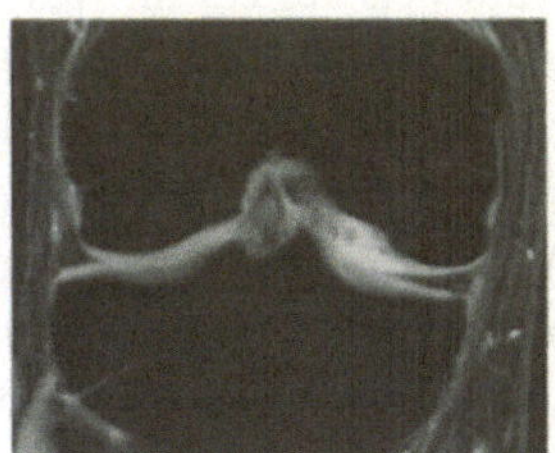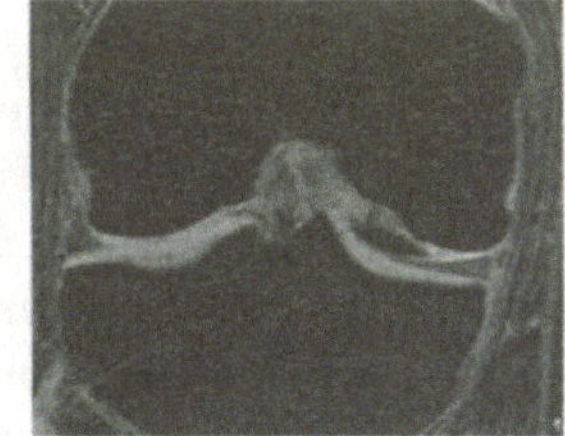

◘ Abb. 2 a–c. Waterexcitation-GRE-Sequenz ohne (a) und mit (b) MT-Präparation. Gute Abgrenzbarkeit des Defektes zur Synovialflüssigkeit nach digitaler Subtraktion (c).

Kontrastmittelverstärkte Bildgebung

Neben der häufig in der Routine eingesetzten intravenösen Gabe paramagnetischer Kontrastmittel gibt es folgende Verfahren der kontrastverstärkten Bildgebung:

Direkte und indirekte MR-Arthrographie

Bei der direkten MR-Arthrographie wird ein paramagnetisches Kontrastmittel (z. B. Gd-DTPA) in einer Konzentration von 2 mmol/l (Gd-DTPA 1:250 verdünnt) direkt intraartikulär appliziert, anschließend wird mit fettsupprimierten T_1-gewichtete SE- oder GRE-Sequenzen untersucht. Dem Vorteil einer höheren Sensitivität und Genauigkeit in der Beurteilung von Knorpelschäden und osteochondralen Läsionen [14;15] steht der Nachteil der Invasivität und des höheren logistischen Aufwands entgegen.

Bei der indirekten Arthrographie [26] wird das Kontrastmittel intravenös appliziert und gelangt durch passive Diffusion und durch Flüssigkeitsverschiebungen entlang eines Druckgradienten in die Synovialflüssigkeit. Eine schwache Proteinbindung einiger MR-Kontrastmittel ist dabei vorteilhaft. Da den Blutgefäßen in der Synovialmembran eine Basalmembran fehlt, können proteingebundene Kontrastmittelmoleküle relativ leicht aus dem Blutplasma in die Gelenkflüssigkeit übertreten. Der Übertritt in den interstitiellen Raum in anderen Körperregionen wird durch die Basalmembran der Blutgefäße erschwert. Es stellt sich also nach einer gewissen Zeit ein Gleichgewicht zwischen der plasmatischen und intraartikulären Kontrastmittelkonzentration ein. Folgende Faktoren begünstigen den Kontrastmittelübertritt in das Gelenk: Eine höhere intravenös applizierte Kontrastmitteldosis erhöht die plasmatische Kontrastmittelkonzentration. Durch Bewegung wird der periartikuläre Gefäßdruck erhöht. Durch Umwälzung der Gelenkflüssigkeit wird die perisynoviale Kontrastmittelkonzentration herabgesetzt und der weitere Kontrastmittelübertritt begünstigt. Passive Bewegung vermeidet dabei die nachteilige intraartikuläre Druckerhöhung. Bei großen Gelenken wie dem Kniegelenk ist die Diffusionsstrecke für das Kontrastmittel groß, so dass diese Maßnahmen für einen effizienten Kontrastmittelübertritt notwendig sind. Gespannte Gelenkergüsse vermindern den Kontrastmittelübertritt dagegen deutlich. Vorteile gegenüber der direkten MR-Arthrographie sind die fehlende Invasivität und der geringe logistische Aufwand. In vielen Fällen erweist sich die gleichzeitige extrasynoviale Kontrastmittelanreicherung als vorteilhaft, insbesondere für die Beurteilung des subchondralen Knochens.

Verzögerte Gadoliniumverstärkte MRT von Knorpel (dGEMRIC)

Die extrazelluläre Matrix des Knorpels besteht im Wesentlichen aus Kollagenen und Proteoglykanen. Letztere tragen multiple Seitenketten aus Glykosaminoglykanen (GAG). Sowohl die GAG-Seitenketten als auch Gd-$(DTPA)^{2-}$ sind stark negativ geladen. Intravenös appliziertes Gd-$(DTPA)^{2-}$ zeigt deshalb eine umso geringere Affinität zu Knorpel, je größer der Gehalt an GAG ist. Ein Knorpelschaden oder eine fehlende Knorpelreifung sind mit einer vermehrten Gd-$(DTPA)^{2-}$-Aufnahme verbunden. In dem sogenannten „delayed gadolinium-enhanced magnetic resonance imaging of cartilage" (dGEMRIC) [1;8] werden ca. 2 Stunden nach intravenöser Gabe von 0,2 mMol Gd-$(DTPA)^{2-}$ pro kg Körpergewicht T_1-gewichtete inversion-recovery TSE-Sequenzen mit unterschiedlichen Inversionszeiten erstellt. Daraus können dann die T_1-Relaxationszeiten nach visueller Segmentierung von Transplantat und benachbartem Knorpel berechnet und daraus T1-Parameterbilder erstellt werden. Da Gd-(DTPA)$^{2-}$ über eine T1-Relaxationszeitverkürzung wirkt, korreliert eine höhere Gd-(DTPA)$^{2-}$-Anreicherung mit einer verkürzten T1-Relaxationszeit im Knorpel, welche damit einen verminderten GAG-Gehalt repräsentiert.

Präoperative MRT

Das Untersuchungsprotokoll sollte für die Fragestellungen vor der geplanten Knorpelreparatur optimiert werden. Neben der möglichst optimalen Darstellung des Knorpeldefekts müssen wichtige Begleitschäden nachgewiesen werden.

Größe und Tiefe des Knorpeldefekts

Knorpelschäden sind an einem veränderten Signalverhalten, einer Konturirregularität und einer veränderter Knorpeldicke erkennbar. Folgende MR-Klassifikation ist üblich [34]:

- Grad I:　Signalabweichung innerhalb des Knorpels bei intakter Oberfläche
- Grad II:　Geringe Irregularität der Knorpeloberfläche und/oder fokal um weniger als 50 % reduzierte Knorpeldicke
- Grad III:　Schwere Irregularität der Knorpeloberfläche und fokal um 50 bis 100 % reduzierte Knorpeldicke.
- Grad IV:　Kompletter Verlust des Knorpels mit freiliegendem subchondralem Knochen.

Abhängig von der Größe des Knorpeldefektes wird als Therapieverfahren die Mikrofrakturierung (bis 1 cm²), die Mosaikplastik (zwischen 1 und 3 cm²) oder die autologe Chondrozytentransplantation (zwischen 3 bis 14 cm²) empfohlen. Auch bei geplanter Arthroskopie sollte die MRT im Vorfeld eine möglichst exakte Einschätzung des Knorpeldefekts liefern. Dafür am besten geeignet ist die Kombination einer T2-gewichtete FSE-Sequenz und einer fettsaturierte T1-gewichteten FLASH-Sequenz. In T2w-FSE ist die Knorpeldicke wegen des schlecht bestimmbaren Knorpel-Knochen-Übergangs nicht genau zu bestimmen, dafür sind sie besser zur Beurteilung intrachondraler Signalabweichungen geeignet. Konturdefekte können dagegen nur bei vorhandenem Gelenkerguss genau erkannt werden. Patellare Knorpeldefekte ab Grad II werden schlechter erkannt. Hier ist die fettsupprimierte T1w-FLASH-Sequenz besser geeignet. Diese bietet als 3D-Sequenz auch die Möglichkeit sekundärer multiplanarer Rekonstruktionen sowie einer Volumetrie und damit einer exakteren Defektvermessung. Wegen der aufwendigen Nachbearbeitung hat die Volumetrie jedoch keinen Eingang in die Routine gefunden.

Auch die Beurteilung der Defekttiefe ist bedeutsam, da eventuell ein zweizeitiges Vorgehen mit Wiederaufbau des subchondralen Knochen in einer ersten Sitzung und der anschließenden autologen Chondrozytentransplantation in einer zweiten Sitzung notwendig ist. Für die Unterscheidung von rein chondralen gegenüber osteochondralen Verletzungen ist die Analyse der bandförmigen Signalminderung an der Knorpel-Knochen-Grenze in SE-Sequenzen mit kurzem TE ohne Fettsuppression hilfreich [2]. Die bandförmige T1-Signalminderung entspricht dabei nur zu einem kleinen Teil der subchondrale Lamelle, die nur 0,1 bis 0,3 mm dünn ist. Die kurzen T1- und T2-Relaxationszeiten der dicht gepackte Kollagenfasern und der Verkalkungen in der untersten Knorpelschicht sowie chemical-shift-Artefakte führen zu einer Verbreiterung des signalarmen Knorpel-Knochen-Übergangs. Eine osteochondrale Verletzung ändert dessen Form, Signal oder Dicke, oder sie führt zu einer Unterbrechung dieses signalarmen Bandes. Wenn dieses Signalband unauffällig ist, ist eine rein chondrale Läsion wahrscheinlich (s. unten, Abb. 8a). Aber auch bei intakter Knorpelschicht können subchondrale Signalalterationen auftreten. Subchondrale Mikrofrakturen (bone bruises) zeigen eine schlecht abgrenzbare, retikuläre und heterogene Signalminderung in T1-gewichteten SE-Sequenzen. STIR-Sequenzen zeigen eine deutliche T2-Signalanhebung, die im Vergleich zur Signalminderung in der T1-gewichteten SE-Sequenz ein etwas größeres Areal einnimmt. Subchondrale Einstauchungen können auch ohne Verletzung des Knorpels auftreten und zeigen eine Verdickung der signalarmen Grenzlinie in T1-Wichtung. Zusätzlich oder stattdessen können auch geographische, bogenförmige oder lineare Signalminderungen im subchondralen Knochenmarksignal in T1-Wichtung auftreten.

Begleitschäden

Traumatische chondrale oder osteochondrale Verletzungen gehen oft mit meniskoligamentären Verletzungen einher. Da die normale Entwicklung des Transplantats ein stabiles Gelenk in regelrechter Stellung voraussetzt, müssen Meniskusschäden und Kreuzbandverletzungen vor der Knorpelreparatur erkannt und ggf. mitbehandelt werden. Der komplette Verlust eines Meniskus nach vorangegangener Resektion schließt eine ACT aus. Zur Beurteilung der Meniski ist eine PD-Wichtung notwendig. FSE-Sequenzen sind unsensitiver in der Detektion von Meniskusschäden als konventionelle SE-Sequenzen [22], da mit großen Turbofaktoren deutliche Bildunschärfen auftreten und Meniskuseinrisse übersehen werden können. Fast-Spinecho-Sequenzen mit kurzen Echozuglängen (ETL oder Turbofaktor = 3–5) haben sich als fast gleichwertig gegenüber den konventionellen Spinecho-Sequenzen erwiesen [13], so dass deren Anwendung bei Verwendung einer hohen Auflösung innerhalb der Schicht (d. h. einer hohen Bildmatrix) vertretbar ist.

Auch ohne spezielle Schichtangulierungen sind Rupturen des vorderen Kreuzbandes in sagittalen Doppelecho-Sequenzen mit langem TR (PD- und T2-Wichtung) mit hoher Trefferquote zu erkennen [18]. Das hintere Kreuzband ist am besten in einer sagittalen PD-gewichteten Sequenz zu beurteilen.

Postoperative MRT

Hauptaufgabe nach der Transplantation ist die Beurteilung der Transplantatdicke und des Übergangs zwischen Transplantat und originärem Knorpel (Bonding). Verfahren zur Beurteilung der Knorpelreifung sind noch in der Erprobung. Das Signalverhalten des Transplantats in Standardsequenzen kann wenigstens Hinweise auf eine gestörte Entwicklung des Transplantats liefern. Eine Reihe von Artefakten erschweren die postoperative Bildgebung mit GRE-Sequenzen.

Artefakte

Autologe Chondrozytentransplantation

Postoperativen Blutablagerungen und Metallabrieb der Operationsinstrumentarien führen zu Suszeptibilitätsartefakten, die sich besonders bei GRE-Sequenzen wegen des fehlenden 180°-Refokussierungspulses bemerkbar machen. Deshalb ist auch die bewährte fettsaturierte T1-gewichtete 3D-FLASH-Sequenz in den ersten Monaten nach Transplantation nicht immer geeignet. Da T2-gewichtete FSE-Sequenzen ebenfalls eine gute Beurteilung des Knorpels erlauben [33] und gegen Suszeptibilitätsartefakte deutlich weniger anfällig sind, sollte sie in der frühen postoperativen Phase bevorzugt eingesetzt werden. Andererseits erleichtern diese Artefakte die Identifizierung des Transplantats (Abb. 3 a,b). Die Artefakte nehmen mit zunehmender Auflösung der Periostmembran und der Fäden sowie mit Abräumung von kleinsten Metallpartikeln und Blutauflagerungen ab (Abb. 4 a–d), so dass in der späten postoperativen Phase (ab 6 Monate nach Transplantation) der Einsatz der T1-gewichteten 3D-FLASH-Sequenz versucht werden kann.

Osteochondrale Transplantation

Da nach osteochondraler Transplantation der mikroskopische Metallabrieb ausgeprägter ist, wird die Anwendung von Gradientenecho-Sequenzen nicht empfohlen. Relevante Artefakte werden bei FSE-Sequenzen dagegen nicht beobachtet [23].

Transplantatdicke und Bonding

Autologe Chondrozytentransplantation

Im Verlauf nimmt die Dicke des autologen Chondrozytentransplantats häufig zu (s. Abb. 4) Diese Hypertrophie sollte im Verlauf zuverlässig nachgewiesen werden, weshalb Aufnahmen in exakt derselben Schichtführung gemacht werden müssen. Besonders geeignet sind hierbei Sequenzen mit einem großen Kontrast zwischen Synovialflüssigkeit und dem Knorpel, beispielsweise T2-gewichtete FSE-Sequenzen oder fettsupprimierte T1-gewichtete SE-Sequenzen in Verbindung mit einer indirekten Arthrographie (s. unten Abb. z) Bei nicht störenden Signalauslöschungen an der Transplantatoberfläche kann auch eine GRE-Sequenz die Hypertrophie deutlich darstellen (Abb. 5).

Wegen der geringen Anfälligkeit gegenüber Suszeptibilitätsartefakten durch Blutablagerungen oder mikroskopischen Metallabrieb sind FSE-Sequenzen sehr gut zur Beurteilung des Bondings geeignet. Dabei ist die T2-Wichtung wegen des höheren Kontrasts zur Gelenkflüssigkeit der PD-Wichtung vorzuziehen (Abb. 6 a,b). Die oberflächlichen Suszeptibilitätsartefakte verhindern eine gute Beurteilbarkeit des Bondings mittels GRE-Sequenzen in der frühen postoperativen Phase. Später (ab 6 Monate nach ACT) können abnehmende Suszeptibilitätsartefakte den Einsatz von GRE-Sequenzen wieder ermöglichen. Nach eigener Erfahrung ist jedoch die indirekte MR-Arthrographie mit hyperintenser Kontrastierung der Gelenkflüssigkeit überlegen. Idealerweise kommen dabei dünnschichtige (Schichtdicke von 2 bis 3 mm) fettsaturierte T1-gewichtetete SE-Sequenzen zum Einsatz (Abb. 7 a,b).

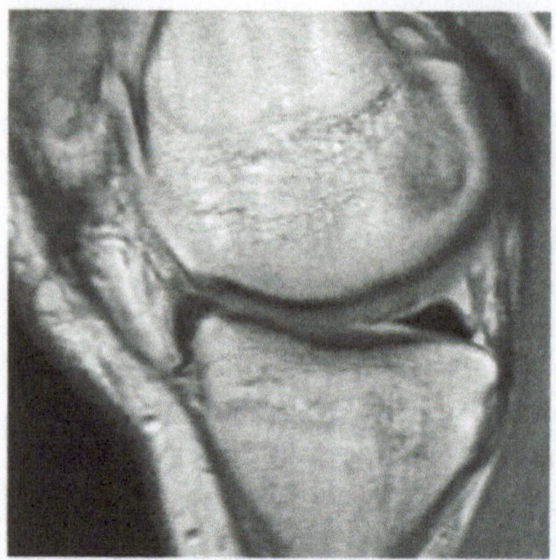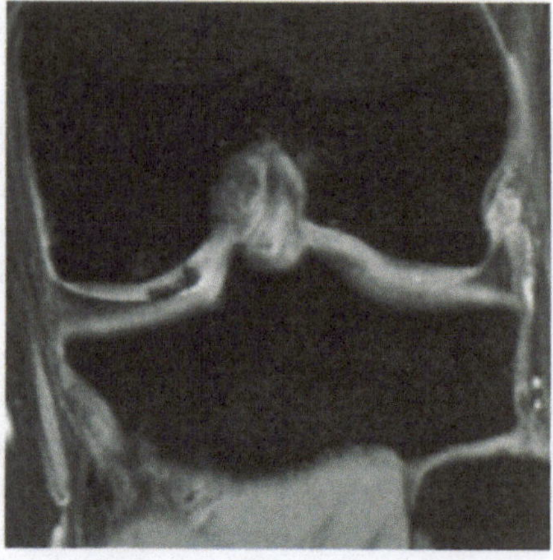

Abb. 3 a,b. PD-gewichtete FSE-Sequenz ohne Suszeptibilitätsartefakte (links) und wasser-selektive GRE-Sequenz mit deutlichen Suszeptibilitätsartefakten bei demselben Patienten.

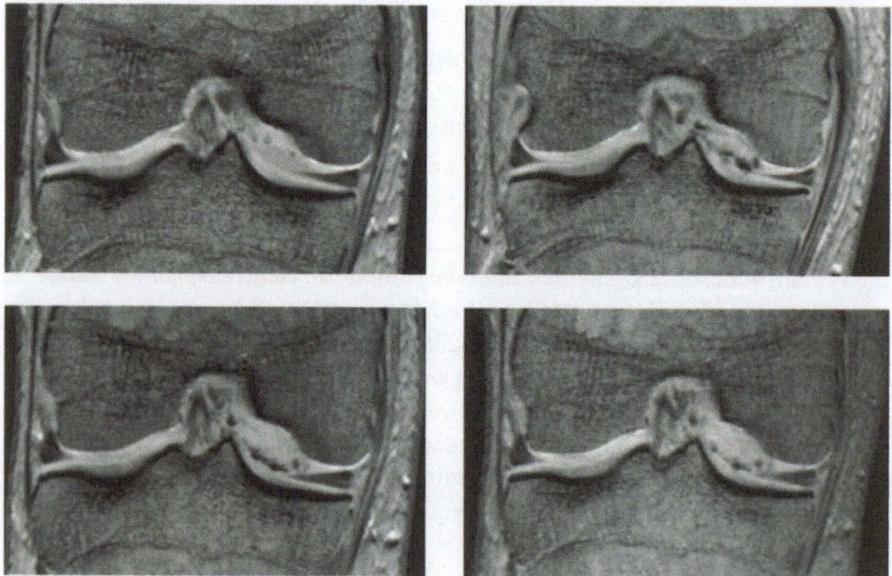

Abb. 4 a–d. Abnehmende Artefakte in der GRE 3 Monate (b), 6 Monate (c) und 12 Monate (d) nach ACT nach Knorpeldefekt an der Femurkondyle (a). Zunahme der Transplantatdicke.

Osteochondrale Transplantation

Da die Knorpeldicke an der Entnahmestelle in der Regel geringer ist als an der Implantationsstelle, finden sich oft leichte Stufenbildungen in Höhe der subchondralen Knochenkontur zwischen den transplantierten Zylindern und dem originären Knochen, was am besten in T_1-gewichteten SE-Aufnahmen zu erkennen ist. Die Oberfläche der Transplantate muss jedoch bündig mit dem benachbarten Knorpel abschließen. Am besten ist das in einer T_2-gewichteten FSE-Sequenz zu beurteilen.

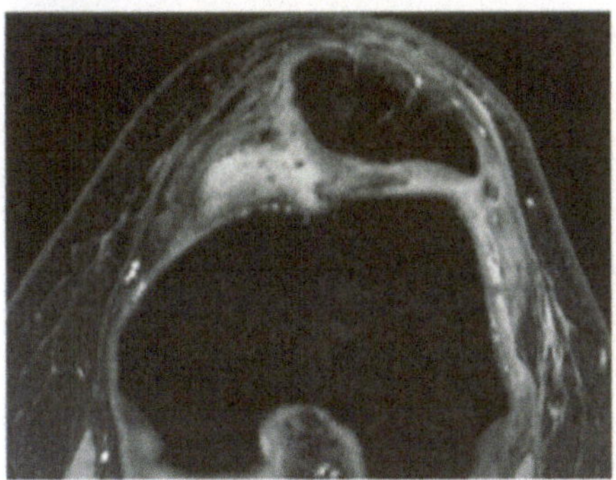

Abb. 5. Waserselektive Gradientenecho-Sequenz. Geringe oberflächliche Suszeptibilitätsartefakte können die Identifizierung des hypertrophen Transplantats erleichtern.

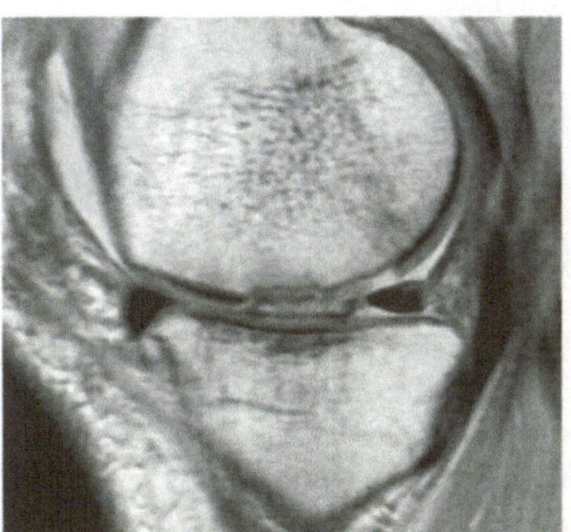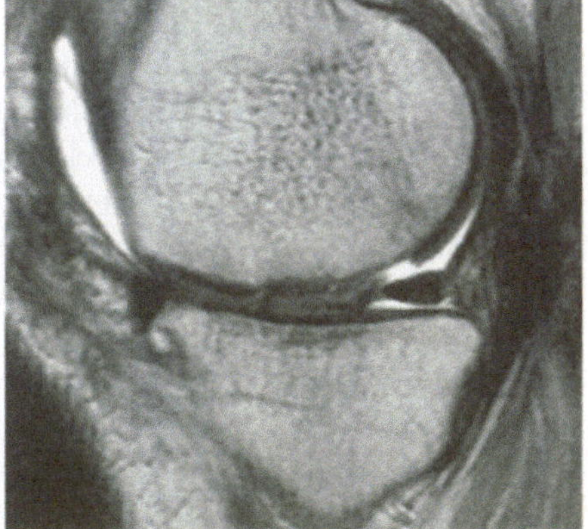

Abb. 6 a,b. Dehiszenz zwischen Transplantat und originärem Knorpel, deutlicher in der T2-Wichtung (b) als in der PD-Wichtung (links).

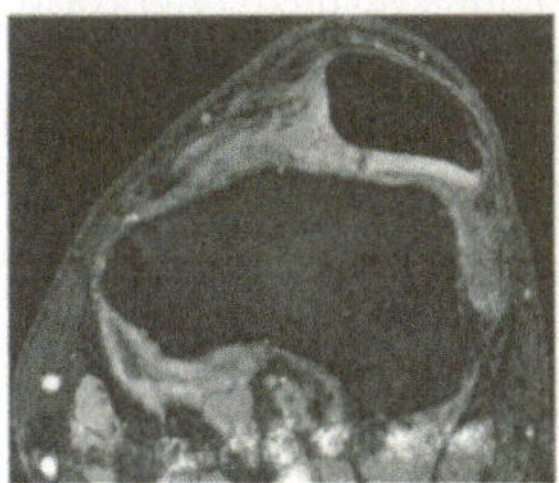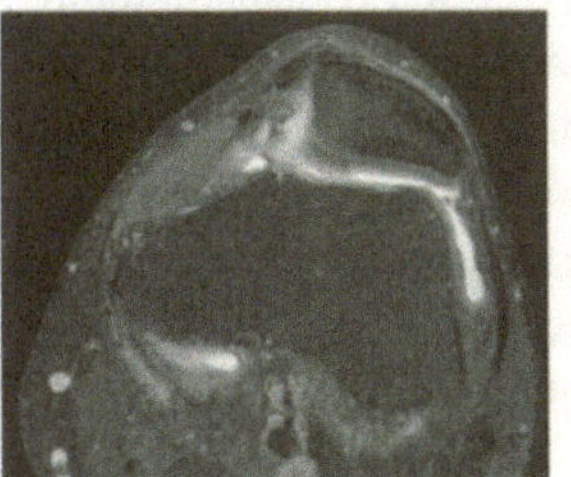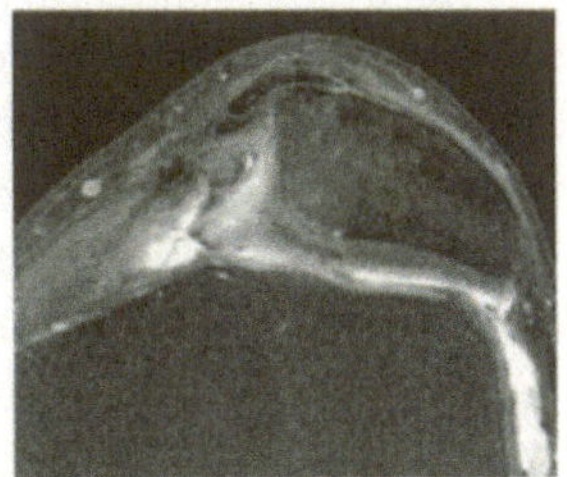

Abb. 7 a–c. Bessere Beurteilung von Bonding und Transplantatdicke nach indirekter MR-Arthrographie in der fettsaturierten T1-gewichteten SE-Sequenz (b, c) im Vergleich zur fettsaturierten 3D-FLASH (a). Kontrastmittelanreicherung im Transplantat und subchondral (c).

Signalverhalten von Transplantat und subchondralem Knochen

Autologe Chondrozytentransplantation

Sowohl PD- als auch T2-gewichtete SE-Aufnahmen zeigen eine erhöhte Signalintensität im jungen autologen Chondrozytentransplantat. Bei unkompliziertem Verlauf nimmt die Signalintensität im Verlauf ab und ist nach 12 Monaten kaum vom Signalverhalten des originären Knorpels zu unterschieden (Abb. 8 a–d). Die geschichteten Signalunterschiede des originären Knorpels fehlen anfangs dem Transplantat und haben sich nach einem Jahr wieder ausgebildet [4]. Es ist dabei weniger entscheidend, welche genaue Anzahl an Lamina im Knorpel bzw. Transplantat abgrenzbar sind (s. o.), sondern dass sich die laminaren Signalintensitäten des Transplantats der des benachbarten Knorpels annähern. Die breite Signalminderung entlang der Knorpel-Knochen-Grenze (am besten in SE-Sequenzen mit kurzem TE zu erkennen) ist postoperativ unterbrochen, bildet sich aber im Verlauf von 12 Monaten wieder aus (s. Abb. 8).

In T1-Wichtung wurden geringe Signalunregelmäßigkeiten drei Monate nach Operation im Transplantatbereich berichtet, die sich im Verlauf eines Jahres deutlich zurückbildeten [4]. Nach eigenen Erfahrungen sind die Signalalterationen in T1-gewichteten Spinecho-Sequenzen gering, gelegentlich können jedoch Blutreste als hyperintense Signalveränderungen identifiziert werden.

Nach Kontrastmittelgabe sind subchondrale Anreicherungen drei Monate nach Operation beschrieben worden, welche mit der vermehrten Durchblutung der subchondralen Platte erklärt wurden [4]. Die Ursache für eine teilweise auch im oberflächlichen Transplantatbereich zu beobachtende Kontrastmittelanreicherung ist unklar. Nach 12 Monaten sind praktisch keine Kontrastmittelanreicherungen mehr nachweisbar, was auf den Abschluss der Umbauvorgänge hindeuten könnte [4]. Nach eigenen Erfahrungen sind subchondrale Kontrastmittelanreicherungen unter hypertrophen und signalalterierten Transplantaten auch nach 12 Monaten noch nachweisbar (s. Abb. 7c) und deuten auf eine weiterhin bestehende Störung der funktionellen Einheit von subchondralem Knochen und Knorpel hin [11].

Auch die besonders hypertrophen Transplantatanteile scheinen vermehrt Kontrastmittel anzureichern. Neben einer erhöhten Permeabilität von Gelenkflüssigkeit in den Knorpel ist auch eine verminderte Konzentration an Glykosaminoglykanen (GAG) als Ursache für die lokale Mehranreicherung denkbar (s. o.). Das negativ geladenen Kontrastmittel Gd-(DTPA)$^{2-}$ (Magnevist®, Schering) diffundiert vermehrt in Areale mit vermindertem Gehalt an negativ geladenen GAG. Bei Einsatz eines nichtionischen Kontrastmittels (z. B. Gadoteridol, ProHance®, BykGulden) könnte diese Anreicherung im Transplantat deshalb geringer ausfallen.

Eine Abschätzung der GAG-Konzentration in autologen Chondrozytentransplantaten über die quantitative Bestimmung der kontrastmittelinduzierten T1-Relaxationszeitverkürzung (dGEMRIC) wurde in einer Pilotstudie versucht [8]. Der von den T1-Relaxationszeiten von originären und transplantierten Knorpel kalkulierte GAG-Index betrug nach 6 Monaten 60 % und nach 12 bis 24 Monaten über 90 % und zeigte damit eine ansteigende und nach 12–24 Monaten nahezu normale GAG-Konzentration an.

Ebenfalls in der klinischen Erprobung ist die Quantifizierung des MT-Effektes mit Gradientenecho-Sequenzen mit und ohne MT-Präparation [9]. Der MT-Effekt ist haupt-

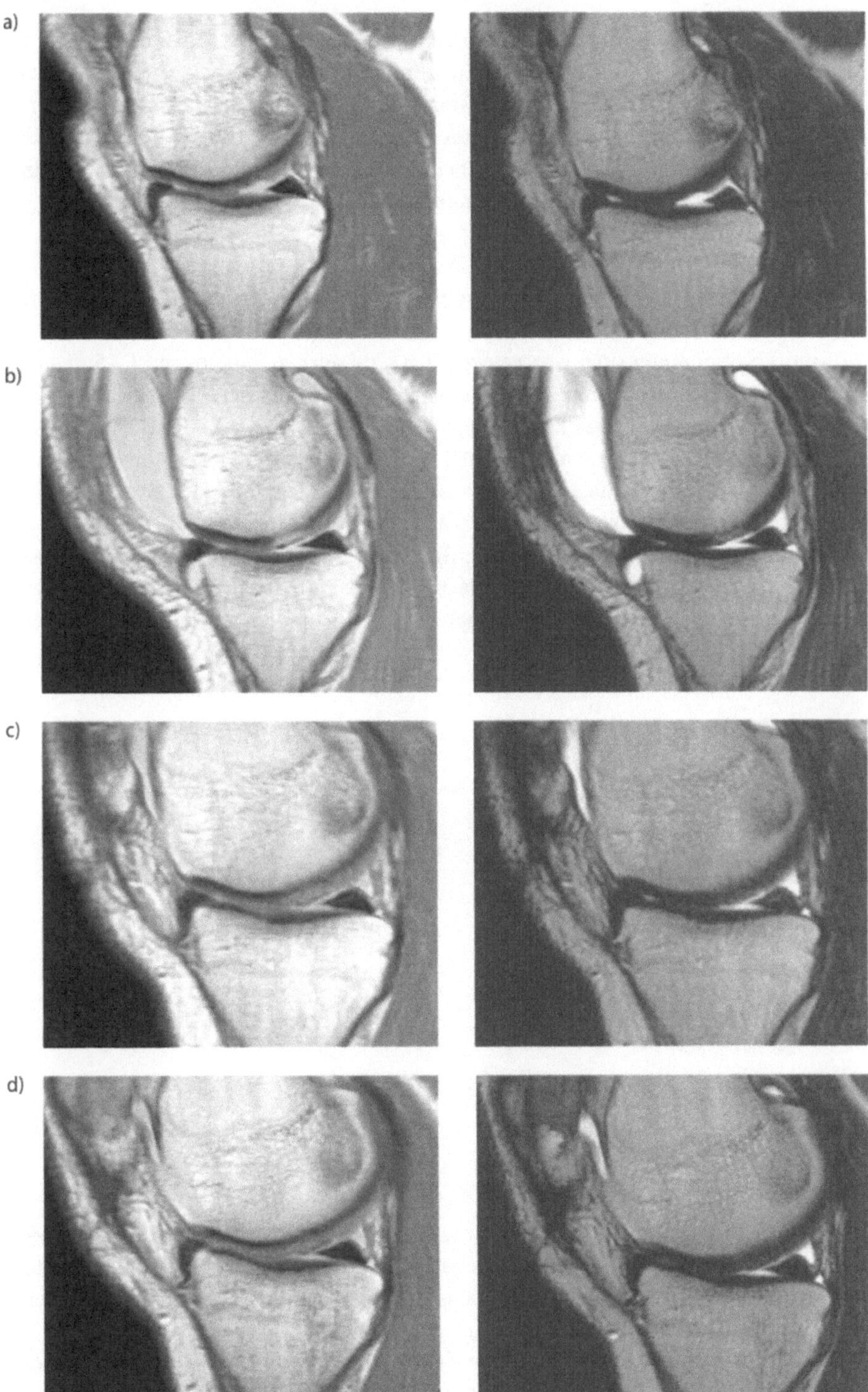

Abb. 8 a–d. **Signalverhalten des Transplantats in Fast-Spinecho-Sequenzen** (links PD-gewichtet, rechts T2-gewichtet) vor (a), 6 Wochen (b), 6 Monate (c) und 12 Monate (d) nach ACT.

sächlich eine Funktion von Kollagen II, so dass mit zunehmender Knorpelreifung und steigendem Gehalt an Kollagen II eine Zunahme des MT-Effektes zu erwarten ist. Vorläufige Ergebnisse deuten auf einen ansteigenden MT-Effekt auf fast normale Werte nach 12 Monaten hin (Abb. 9). Wegen der großen Streuung der MT-Effekte ist eine valide Aussage zur Knorpelreifung zu einem bestimmten Untersuchungszeitpunkt bei einem individuellen Patienten jedoch kaum möglich.

Osteochondrale Transplantation

Nach osteochondraler Transplantation sind Signalveränderungen vorwiegend im subchondralen Knochen zu beobachten [23]. Der Knorpel selbst behält seine normale T_1- und T_2-Signalintensität. Nur gelegentlich sind geringe heterogene T_2-Signalanhebungen zu erkennen, deren Ursache in Partialanschnitten der Flüssigkeit zwischen den Plugs gesehen wird. Das Knochenmarksignal der Knorpel-Knochen-Zylinder ist 2 Wochen nach Implantation noch normal. Nach 4 Wochen sind heterogene T_1-Signalabsenkungen und T_2-Signalanhebungen im Sinne eines beginnenden Knochenmarködems zu erkennen, welches sich nach 6 Wochen als homogene T_1-Signalabsenkung bzw. T_2-Signalanhebung manifestiert. Erst nach 5 Monaten sind diese Signalveränderungen langsam rückläufig, bis nach 12 Monaten wieder ein regelrechtes fettäquivalentes Knochenmarksignal vorliegt. Dagegen ist das Knochenmarködem in un-

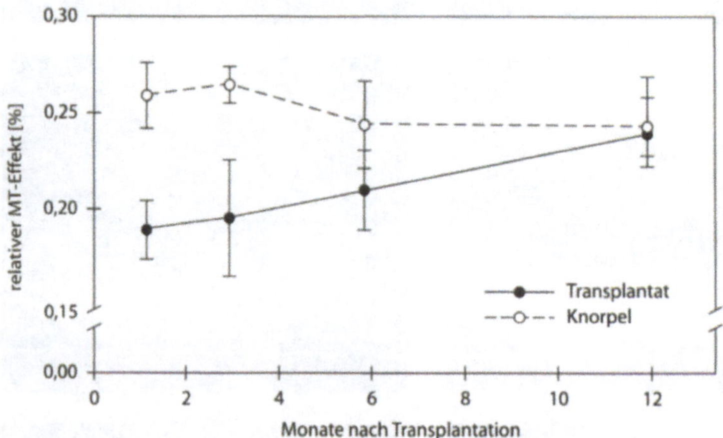

 Abb. 9. Zunahme des MT-Effektes im autologen Chondrozytentransplantat in einer 2D-FLASH (300/10/50°) mit off-resonantem MT-Präparationspuls (1,5 kHz, 600°) [9].

mittelbarer Umgebung der Implantationsstelle am deutlichsten zwischen 3 und 9 Monaten nach Operation und kann in Einzelfällen lange persistieren. Eine Kontrastmittelanreicherung an der Implantationsstelle ist nach 2 Wochen zunächst nicht nachweisbar, nimmt nach 4 Wochen zu und ist am stärksten nach 6 Wochen bis 9 Monaten.

An der Entnahmestelle treten eine T_1-Signalminderung und eine T_2-Signalanhebung bis 5 Monate nach Operation auf. Danach sind sowohl Hyper- als auch Hypointensitäten in beiden Wichtungen möglich. Das Knochenmarködem ist insgesamt geringer ausgeprägt als an der Implantationsstelle.

Tab. 1

	Sequenz /Orientierung	TR/TE/[Flip (GRE)]/Schicht	Bemerkung
Vor Transplantation	STIR sagittal	6200/60/TI=150 (1,5 T)/4 mm	„Suchsequenz", Knochenmarkveränderungen, Veränderungen im Patellaknorpel
	PDw/T2w-Doppelecho-TSE sagittal	3200/15 bzw. 80/3mm Turbofaktor max. 5 (–7)	PD-Wichtung notwendig für Beurteilung der Meniski, Kreuzbänder. Kombination von T2w-TSE und T2w-TSE und T1w-3D-FLASH mit Fettsättigung am sensitivsten für Knorpeldefekte.
	Fettsat. T1w-3D-FLASH sagittal oder axial	45/11/30°/ effekt. Schichtdicke 1–/1,5 mm	Bei Kondylendefekt sagittal, bei femoropatellarem Defekt axial Rekonstruktion einer zweiten Ebene senkecht auf den Defekt empfohlen. Lange Sequenzdauer!
	T1w-SE coronar oder axial	400/12/3mm	Subchondraler Knochen, Knorpel-Knochen-Übergang
3 Monate nach Transplantation	PDw/T2w-Doppelecho-TSE sagittal	3200/15 bzw. 80/3mm, Turbofaktor max. 5 (–7)	Knorpel, Transplantat und Meniski
	T2w-TSE, 2. Ebene Senkrecht auf Transplantat	2500/80/3mm	Als Ersatz für fettsat. T1w-FLASH-3D (Suszeptibilitätsartefakte)
	T1 SE coronar oder axial	400/12/3mm	Subchondraler Knochen, Knorpel-Knochen-Übergang Gd(DTPA)²⁻ *i. v.* mit 0,16 mMol/kg Körpergew., anschl. 10 Minuten Aktivität auf Hometrainer
	Fettsat T1w-SE beste Ebene	650/14/2 mm	Indirekte Arthrographie, lange Sequenzdauer! Hypertrophie, Bonding, subchondraler Knochen
6 und 12 Monate nach Transplantation	PDw/T2w-Doppelecho-TSE sagittal	3200/15 bzw. 80/3mm Turbofaktor max. 5 (–7)	Knorpel, Transplantat und Meniski
	Fettsat. T1w-3D-FLASH coronar oder axial	45/11/30° effekt. Schichtdicke 1–1,5 mm, befundorientiert schmäleren Slab, der Transplantat und umgebenden Knorpel erfasst	Bei Kondylendefekt: coronar. Bei femoropatellarem Defekt axial Rekonstruktion einer zweiten Ebene senkecht auf den Defekt empfohlen Bei störenden Metallartefakten T2w-TSE in bester Ebene (Transplantatdicke, Bonding)
	T1 SE / coronar oder axial	400/12/3mm	Subchondraler Knochen, Knorpel-Knochen-Übergang Gd-(DTPA)²⁻ *i. v.* mit 0,16 mMol/kg Körpergew., anschl. 10 Minuten Aktivität auf Hometrainer
	Fettsat T1w-SE beste Ebene	650/14/2 mm	Indirekte Arthrographie, lange Sequenzdauer! Hypertrophie, Bonding, subchondraler Knochen

Empfohlenes Sequenzprotokoll vor und nach der ACT am Kniegelenk

Grundsätzlich sollte wegen der besseren Signalausbeute und der besseren Auflösung bei hohen Feldstärken (1,5 T) untersucht werden. Dabei sollte die Verlaufsuntersuchung eines Patienten jeweils an demselben Institut erfolgen, da nur dann vergleichbare Untersuchungen gewährleistet sind (◻ Tab. 1). Eine hohe Bildmatrix mit Pixelgrößen von 0,5 bis 0,7 mm Kantenlänge ist wünschenswert. Für einige Sequenzen sind lange Akquisitionsdauern von deutlich über 5 Minuten für ein gutes Signal-zu-Rausch-Verhältnis notwendig. Deshalb sollten lieber weniger Sequenzen, die aber mit ausreichend langer Akquisitionsdauer für eine gute Bildqualität geplant werden. Bei der 3D-FLASH-Sequenz sollte bei der präoperativen MRT das ganze Gelenk abgebildet werden, was eine sehr lange Messzeit bei dünnen effektiven Schichtdicken von 1–1,5 mm nach sich zieht. Postoperativ kann ein schmales Messvolumen (Slab) über das Transplantat gelegt werden, wodurch Zeit eingespart werden kann. Neuere Sequenzen (z. B. EPI, Water Excitation) und experimentelle Untersuchungstechniken (dGEMRIC, MT-Quantifizierung) wurden hier nicht berücksichtigt.

Literatur

1. Bashir A et al. (1997) Glycosaminoglycan in articular cartilage: in vivo assessment with delayed Gd(DTPA)(2-)-enhanced MR imaging. Radiology, 205 (2): 551–558
2. Bohndorf K (1996) Injuries at the articulating surfaces of bone (chondral, osteochondral, subchondral fractures and osteochondrosis dissecans). Eur J Radiol, 22 (1): 22–29
3. Bohndorf K (1999) Imaging of acute injuries of the articular surfaces (chondral, osteochondral and subchondral fractures). Skeletal Radiol, 28 (10): 545–560
4. Burkart A, Imhoff AB (2000) Bildgebung nach autologer Chondrozytentransplantation. Korrelation kernspintomographischer, histologischer und arthroskopischer Befunde. Orthopäde, 29 (2): 135–144
5. Dardzinski BJ et al. (1997) Spatial variation of T2 in human articular cartilage. Radiology, 205 (2): 546–550
6. Disler DG et al. (1996) Fat-suppressed three-dimensional spoiled gradient-echo MR imaging of hyaline cartilage defects in the knee: comparison with standard MR imaging and arthroscopy. AJR Am J Roentgenol, 167 (1): 127–132
7. Disler DG et al. (1995) Detection of knee hyaline cartilage defects using fat-suppressed three-dimensional spoiled gradient-echo MR imaging: comparison with standard MR imaging and correlation with arthroscopy. AJR Am J Roentgenol, 165 (2): 377–382
8. Gillis A et al. (2001) Magnetic resonance imaging of relative glycosaminoglycan distribution in patients with autologous chondrocyte transplants. Invest Radiol, 36 (12): 743–748
9. Grönewäller EF et al. (2000) Erste Erfahrungen in der MRT autologer Chondrozytentransplantate. Fortschr Röntgenstr 172, S126
10. Hodler J et al. (1992) Knee joint hyaline cartilage defects: a comparative study of MR and anatomic sections. J Comput Assist Tomogr, 16 (4): 597–603
11. Imhof H et al. (2000) Subchondral bone and cartilage disease: a rediscovered functional unit. Invest Radiol, 35 (10): 581–588
12. Kim DK et al. (1993) Analysis of water-macromolecule proton magnetization transfer in articular cartilage. Magn Reson Med, 29 (2): 211–215
13. Kowalchuk RM et al. (2000) MRI of the knee: value of short echo time fast spin-echo using high performance gradients versus conventional spin-echo imaging for the detection of meniscal tears. Skeletal Radiol, 29 (9): 520–524
14. Kramer J et al. (1994) Postcontrast MR arthrography in assessment of cartilage lesions. J Comput Assist Tomogr, 18 (2): 218–224

15. Kramer J et al. (1992) MR contrast arthrography (MRA) in osteochondrosis dissecans. J Comput Assist Tomogr, 16 (2): 254–260

16. Lang P et al. (2000) Magnetresonanztomographie (MRT) des Gelenkknorpels. Aktueller Wissensstand und neue Entwicklungen. Radiologe, 40 (12): 1141–1148

17. Link TM et al. (1997) Artificially produced cartilage lesions in small joints: detection with optimized MRI-sequences. Magn Reson Imaging, 15 (8): 949–956

18. Mink JH, Levy T, Crues JV, III. (1988) Tears of the anterior cruciate ligament and menisci of the knee: MR imaging evaluation. Radiology, 167 (3): 769–774

19. Mosher TJ, Pruett SW (1999) Magnetic resonance imaging of superficial cartilage lesions: role of contrast in lesion detection. J Magn Reson Imaging, 10 (2): 178–182

20. Peterfy CG, Genant HK (1996) Emerging applications of magnetic resonance imaging in the evaluation of articular cartilage. Radiol Clin North Am, 34 (2): 195–213, ix

21. Rubenstein JD et al. (1993) Effects of collagen orientation on MR imaging characteristics of bovine articular cartilage. Radiology, 188 (1): 219–226

22. Rubin DA et al. (1994) MR diagnosis of meniscal tears of the knee: value of fast spin-echo vs conventional spin-echo pulse sequences. AJR Am J Roentgenol, 162 (5): 1131–1135

23. Sanders TG et al. (2001) Autogenous osteochondral „plug" transfer for the treatment of focal chondral defects: postoperative MR appearance with clinical correlation. Skeletal Radiol, 30 (10): 570–578

24. Schick F (1996) Pulsed magnetization transfer contrast MRI by a sequence with water selective excitation. J Comput Assist Tomogr, 20 (1): 73–79

25. Seo GS et al (1996) Hyaline cartilage: in vivo and in vitro assessment with magnetization transfer imaging. Radiology, 201 (2): 525–530

26. Steinbach LS, Palmer WE, Schweitzer ME (2002) Special focus session. MR arthrography. Radiographics, 22 (5): 1223–1246

27. Trattnig S et al. (1998) Imaging articular cartilage defects with 3D fat-suppressed echo planar imaging: comparison with conventional 3D fat-suppressed gradient echo sequence and correlation with histology. J Comput Assist Tomogr, 22 (1): 8–14

28. Trattnig S et al. (2000) Magnetic resonance imaging of articular cartilage and evaluation of cartilage disease. Invest Radiol, 35 (10): 595–601

29. Vahlensieck M et al. (1994) Magnetization transfer contrast (MTC) and MTC-subtraction: enhancement of cartilage lesions and intracartilaginous degeneration in vitro. Skeletal Radiol, 23 (7): 535–539

30. Vahlensieck M et al. (1998) Magnetization Transfer Contrast (MTC)-Welches ist die MTC-sensitivste MRT-Sequenz? Fortschr Röntgenstr, 169 (2): 195–197

31. Vahlensieck M, Traber F, Schild H (1998) Magnetisierungs-Transfer-Kontrast (MTC): Grundlagen, Techniken und Anwendungen. Fortschr Röntgenstr, 169(1): 3–10

32. Wolff SD et al. (1991) Magnetization transfer contrast: MR imaging of the knee. Radiology, 179 (3): 623–628

33. Yao L, Gentili A, Thomas A (1996) Incidental magnetization transfer contrast in fast spin-echo imaging of cartilage. J Magn Reson Imaging, 6 (1): 180–184

34. Yulish BS et al. (1987) Chondromalacia patellae: assessment with MR imaging. Radiology, 164 (3): 763–766

III Operative Therapie

Kapitel 6   Technik der Osteochondraltransplantation (OCT)

H.-Jürgen Eichhorn

Bevor man an die Reparatur von Knorpeldefekten geht, muss man sich gründlich mit der Ursachenanalyse beschäftigen. Das Gesamtumfeld des Bewegungsapparates muss für den Knorpel optimiert sein. So sind z. B. schlechte Voraussetzungen für den Knorpel und die Knorpelinduktion

- falsche Beinachsen
- Instabilität
- eingeschränkte Beweglichkeit
- verkürzte, kontrakte Muskeln.

Des weiteren ist eine vernünftige Bewegungsintensität für den Knorpel wichtig.

Im Rahmen von Operationen sollte man sich also bemühen, instabile Bänder zu ersetzen und in der Meniskuschirurgie, speziell lateral, so konservativ wie möglich zu sein und immer an die Möglichkeit der meniskuserhaltenden Operation denken.

Auch sollte die konservative Behandlung, die auch oft in Ergänzung zu knorpelinduzierenden Maßnahmen durchgeführt wird, nicht vergessen werden. Neben der medikamentösen Therapie mit nichtsteroidalen Antirheumatika, Hyaluronsäure und Interleukinantagonisten hat die Nahrungsergänzung einen festen Stellenwert in der Verbesserung der Ernährungssituation des Knorpels bekommen. Hierbei ist es wichtig, dass die wirksamen Substanzen wie Vitamin C und E Komplex, Glucosulminchondroitinsulfat, Mineralien und Spurenelemente in der richtigen Zusammensetzung vorliegen (z. B. Vita-Cartilago®). Besondere Bedeutung kommt auch der Muskelpflege zu, da eines der Hauptprobleme für die Knorpelsituation verkürzte Muskulatur und speziell auch ein verkürzter Tractus iliotibialis darstellt. Erst wenn alle diese Faktoren berücksichtigt sind, kann man an die operative Versorgung von Knorpelschäden denken. Bevor die Technik der Osteochondraltransplantation dargestellt wird, ist es wichtig, sich mit den Problemen und Grenzen dieser Technik zu beschäftigen.

Größe der Läsion

Da die Spendergebiete im Bereich des Gelenkes nicht unbegrenzt verfügbar sind, ist somit auch die Größe der Fläche begrenzt, die wir durch die osteochondralen Transplantate therapieren können. Es hat sich eine maximale Größe von 2–3 cm² als optimal herausgestellt.

Entnahmeproblematik

Idealerweise hat sich die laterale Wand der Fossa intercondylaris, die bei der Notchplastik anlässlich einer Kreuzbandoperation oft entfernt werden muss, angeboten. Hier sind allerdings maximal 2–3 Transplantate zu gewinnen. Sollten mehr notwendig sein, ist der Übergang von Femoropatellar- zu Femorotibialgelenk zu bevorzugen, da hier die Spendergebiete nur bei maximaler Kniestreckung (femorotibial) oder maximaler Kniebeugung (femoropatellar) als Belastungszonen benutzt werden und hier das faserknorpelige Regenerat eine hinreichend gute Aufgabe erfüllen kann. Bei einer Transplantatgröße bis 6 mm hat es sich nicht als notwendig erwiesen, dieses durch spongiöses Material aufzufüllen. Die Selbstheilungskräfte des Knochens reichen aus, um dieses Gebiet wieder aufzufüllen.

Kollagenarchitektur

Es ist bekannt, dass der Knorpel in den Abschnitten des Kniegelenkes unterschiedliche Dicken und auch eine unterschiedliche Ausrichtung der Kollagenarchitektur aufweist. Die Problematik ist bisher noch nicht erforscht, welchen Einfluss das Versetzen der Knorpel-Knochen-Zylinder mit jetzt im Empfängergebiet nicht mehr passender Kollagenarchitektur ausmacht. Des weiteren ist auch die Problematik noch nicht endgültig erforscht, was durch leicht herausstehende Knochenstücke verursacht werden kann, bei deutlich geringerer Spenderknorpeldicke als im Empfängerbereich benötigt wird.

Ernährung der Zylinder

Ist die Fläche sehr groß und sollten zu viele kleine Zylinder genommen werden, sind mittlerweile Fälle beschrieben, bei denen die zentralen Knorpel-Knochen-Zylinder nicht richtig ernährt werden und nekrotisieren.

Sehr beschränkter Einsatzbereich

Die Hauptindikation zur Behandlung von Knorpelschäden mit osteochondralen Transplantaten ist ein zentraler Defekt im Bereich der medialen Condylenrolle. Neben fossanahen Anteilen des lateralen Condylus stellt dieses das einzige Gebiet dar, in dem die Technik arthroskopisch angewandt werden kann. Bei den medialen Anteilen des medialen Condylus und lateralen Anteilen des lateralen Condylus ist meist eine kleine Arthrotomie notwendig. Problematisch ist auch das Femoropatellargelenk, da hier durch eine umfangreiche Arthrotomie nur nach Wegklappen der Patella behandelt werden kann. Ein Grundsatz bei der Behandlung von allen Knorpelschäden ist darin zu sehen, dass man aufpassen muss, dass das Operationstrauma nicht den positiven Effekt des Auffüllens des Knorpeldefektes überkompensiert. In einigen Fällen wird die Osteochondraltransplantation auch bei der Behandlung von einer Osteochondrosis dissecans des medialen Talus angewandt. Hierbei ist die Problematik zu erwähnen, dass der Knorpel sowohl in seiner Dicke als auch in seinem Kollagenaufbau sehr starke Unterschiede zum Knorpel des Kniegelenkes aufweist. Auch finden sich dort andere Enzyme und Rezeptorkonstellationen. Durch die Beachtung der oben genannten Probleme ergibt sich der Indikationsbereich für die Osteochondraltransplantation.

Technische Durchführung

Bei der durchgeführten Arthroskopie sollte idealerweise ein 2–3 cm² großer Knorpeldefekt bei intaktem Restknorpel gefunden werden. Zunächst wird der Rand des Defektes bearbeitet. Es werden alle losen Gebiete identifiziert und scharf unter Schaffung eines steilen Randwalls reseziert. Mit den kalibrierten Plastikstößeln wird dann eine Planung vorgenommen, mit wie vielen Transplantaten welcher Größe dieser Defekt gedeckt werden soll. Ist diese Zahl ermittelt, bestimmt man die Knieregion, aus denen die Transplantate gewonnen werden sollen. In diesem Schritt kann festgelegt werden, ob die Operation arthroskopisch durchgeführt werden kann oder ob zur sicheren Einbringung der Transplantate doch eine Arthrotomie notwendig ist.

Zunächst wird der Hohlmeißel in entsprechender Stärke auf den Handgriff aufgesetzt. Hierbei ist darauf zu achten, dass die Stößelstange eingeführt ist, da sonst das Transplantat später nicht aus dem Meißel herausgedrückt werden kann. In vielen Fällen hat es sich bewährt, eine Dreifußhülle zu platzieren, da bei der arthroskopischen Transplantatgewinnung die dritte Dimension fehlt und es oft zu einem leicht verkippten Aufsetzen des Meißels kommen kann, was dazu führt, dass die Knorpelkappe schräg auf dem Transplantat sitzt, was später zu einem ungleichmäßigen Knorpelmuster führen kann.

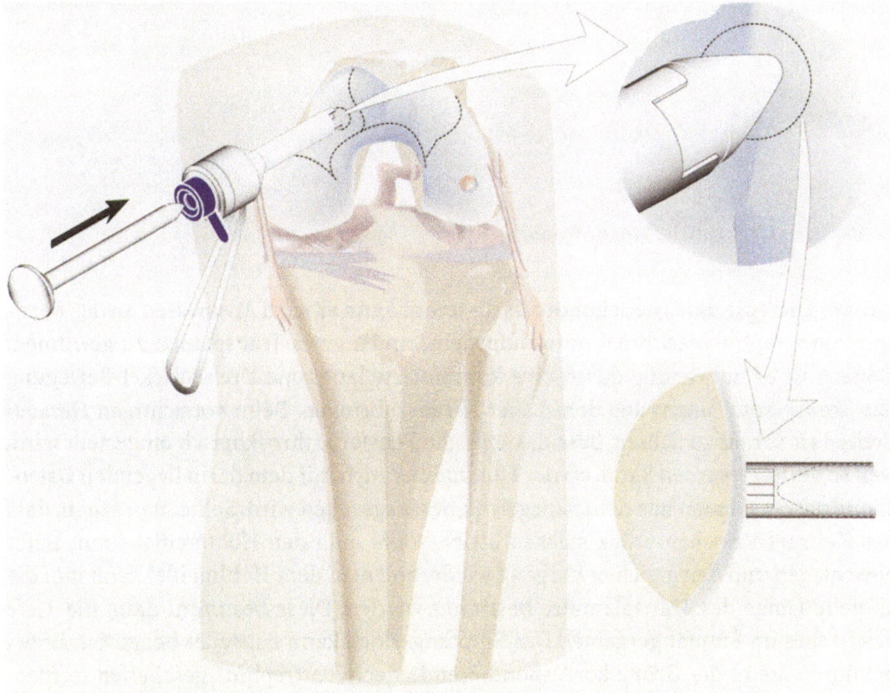

Abb. 1. Dreipunkt Einführhilfe sichert orthograde Transplantatgewinnung

Wenn alle drei Füße der Knorpelhülle auf dem Knorpel stehen, wird der Hohlmeißel durch die Hülle eingeführt und somit wird sichergestellt, dass die Knorpelkappe waagrecht auf dem Osteotransplantat sitzt. Wichtig ist, dass der Handgriff außen groß genug ist, dass der Meißel beim Einschlagen ruhig geführt werden kann. Bevor er eingeschlagen wird, ist es wichtig, sich die Skalierung in das Gesichtsfeld des Arthroskopes hereinzudrehen, da man nur so erkennen kann, wie tief der Meißel bereits in den Knochen eingedrungen ist. Ein späteres Verdrehen ist nicht mehr möglich, da sonst die Gefahr besteht, bereits bei dieser Einschlagtiefe das Knorpel-Knochen-Transplantat abzudrehen. Meistens wird der Meißel bis 15 mm eingeschlagen.

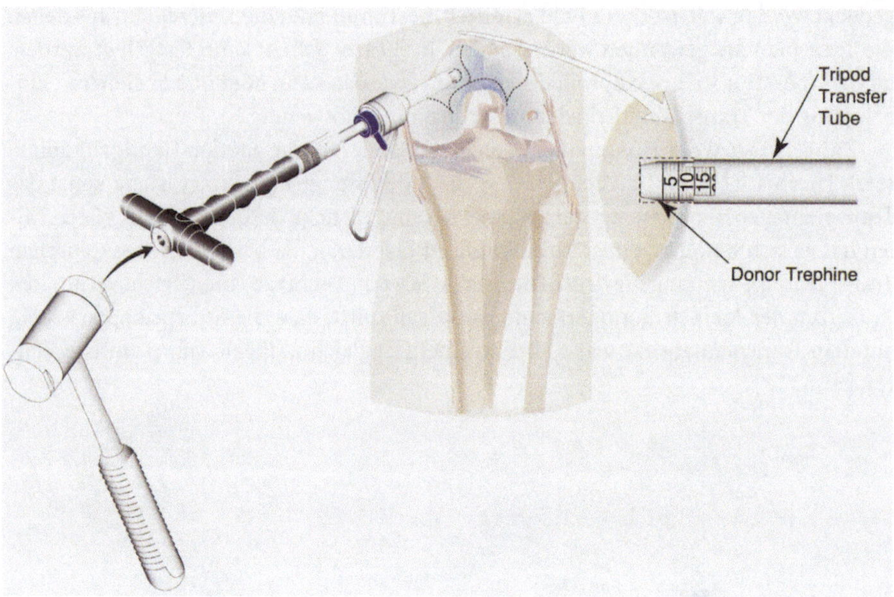

Abb. 2. Einschlagen der Donor Trephine auf 15–20 mm

Bei der Therapie der Osteochondrosis dissecans kann es nach Ausmessen an der Kernspintomographie manchmal notwendig sein, ein längeres Transplantat zu gewinnen. Danach ist es notwendig, durch eine kombinierte langsame Dreh-Wackel-Bewegung das Transplantat unten aus dem Lager herauszubringen. Beim vorsichtigen Herausdrehen ist darauf zu achten, dass das seitliche Fenster arthroskopisch eingestellt wird, weil so verfolgt werden kann, ob der Hohlmeißel auch mit dem darin liegenden Osteochondraltransplantat aus dem Kniegelenk herausgezogen wird. Sollte man sehen, dass das Knorpel-Knochen-Stück stecken bleibt, sollte man den Hohlmeißel 5 mm tiefer einschlagen und den gleichen Vorgang wiederholen. In dem Hohlmeißel kann nun die aktuelle Länge des Transplantates bestimmt werden. Diese bestimmt dann die Tiefe des Loches im Empfängergebiet. Das Empfängerloch kann entweder bei gutem Knorpel durch die in der Größe korrespondierende Recipienttrephine geschaffen werden, die dann in der entsprechenden Tiefe eingeschlagen wird oder von dem passenden Spezialbohrer bei minderwertigem Knochen gesetzt werden. Wird er mit der Recipienttrephine entnommen, kann dieser Knochenzylinder gleich in den Donorbereich replantiert werden. Hierbei ist es meist notwendig, ihn mit dem stumpfen Obdurator des Arthroskopes zu impaktieren, da dieser ja jetzt etwas kleiner ist und sonst in das Gelenk herausrutschen kann. Ist das Empfängerloch in der entsprechenden Tiefe gesetzt, wird der Kalibrierstab eingeführt, um sicherzustellen, dass auch wirklich die notwendige Tiefe erreicht ist. Dieser wird dann um 2 mm tiefer eingeschlagen, um sicherzustellen, dass das Osteochondraltransplantat auch im Niveau der Gelenkfläche versenkt werden kann. Jetzt wird auf den Handgriff hinten die Spindel aufgeschraubt und das Knorpel-Knochen-Stück ungefähr 1–2 mm aus der Trephine herausgedreht. Diese wird nun in das Gelenk eingeführt und auf das Empfängerloch aufgesetzt. Es ist darauf zu achten, dass arthroskopisch der Schlitz in der Trephine sichtbar ist, da man damit verfolgen kann, wie tief das osteochondrale Fragment bereits eingebracht wurde.

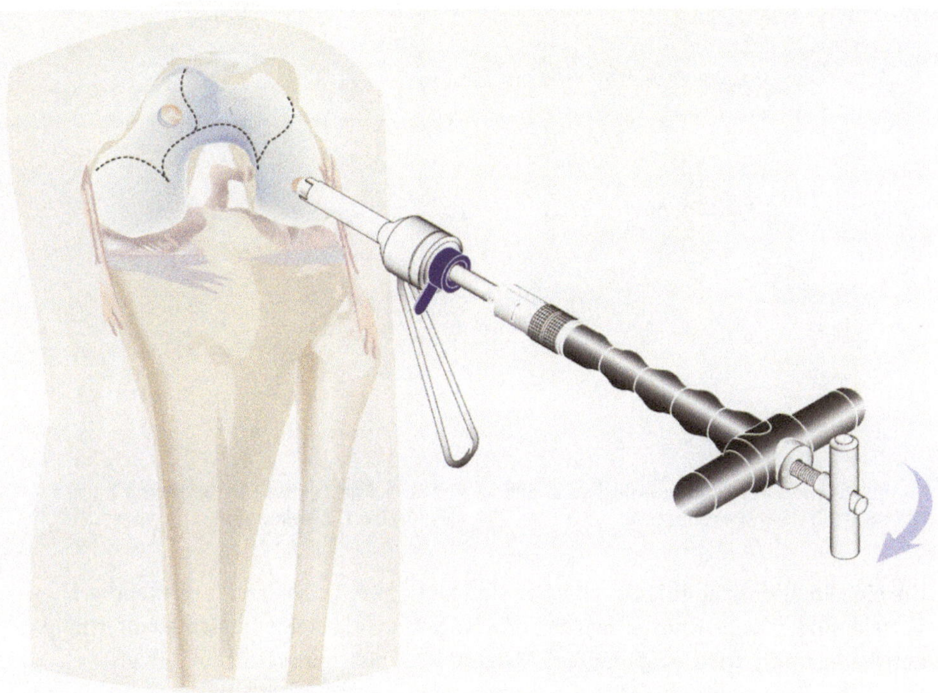

Es ist wichtig, dass ein Operateur in aller Ruhe das Arthroskop und die Trephine hält und ein Assistent vorsichtig die Spindel und den Hammer bedient. Sollten das Halten und Drehen von einer Person gemacht werden, ist die Gefahr zu groß, dass die Trephine wackelt und es somit zu einem vorzeitigen Abbrechen des Transplantates kommen kann. Meist lässt sich dieses bis zur Hälfte durch die Spindel eindrehen. Danach wird die Kohäsionskraft zwischen Knochenkanal und Zylinder zu groß, so dass sich die Trephine etwas herausdrückt. Sollte die Trephine um ca. 2 mm herausgedrückt werden, wird ganz vorsichtig mit dem Hammer hinten auf die Spindel geschlagen bis die Trephine wieder auf Knorpelniveau ist. Dieser Vorgang wird solange vorsichtig wiederholt bis die Knorpelkappe ca. 1 mm aus dem Niveau herausragt. Dieses ist dann gewährleistet, wenn der schwarze Strich an der Spindel hereingedreht ist. Nun wird vorsichtig die Trephine entfernt und mit einem größeren Plastikstößel (z. B. 8 mm Durchmesser bei 6 mm Transplantat) das Transplantat endgültig versenkt. Durch den größeren Stößel ist sichergestellt, dass dieses nicht unter Niveau versenkt werden kann. Die Prozedur wird solange wiederholt bis der Defekt aufgefüllt ist. Sollten noch kleinere ungedeckte Knochenflächen an den Seiten stehen bleiben, bei denen es sich nicht lohnt ein erneutes Transplantat einzusetzen, können diese mit der Microfracturetechnik versorgt werden, um auch hier zumindest ein faserknorpeliges Regenerat zu erzielen.

Eine Spezialindikation besteht in der Fixierung von osteochondralen Fragmenten (z. B. Osteochondrosis dissecans), da die Trephine am sklerosierten Knochen verbiegen würden, werden die Empfängerbohrungen mit einem Spezialbohrer gelegt.

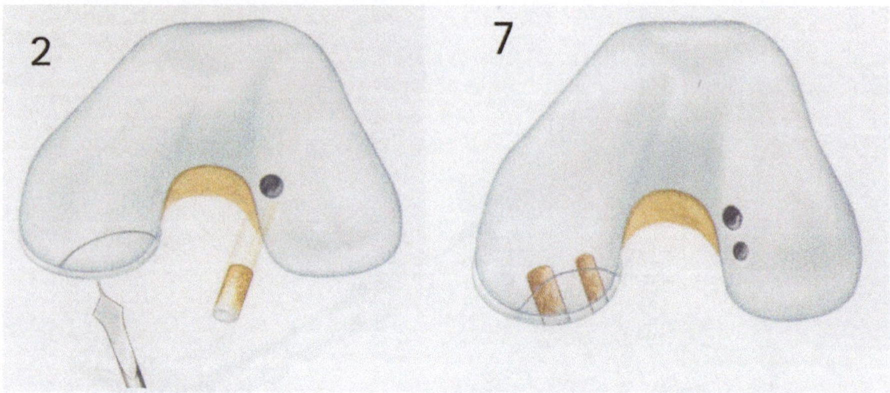

▣ **Abb. 4.** Legen des Empfängerloches in den OD-Herd mit dem Spezialbohrer

▣ **Abb. 5.** Fixation des OD-Herdes mit 2 osteochondralen Transplantaten

Um eine Rotationsstabilität zu erreichen sind meist zwei Transplantate notwendig. Die Vorteile sind: 1. keine Knorpelschäden durch Schrauben, 2. keine Implantatentfernung notwendig und 3. frisches spongiöses Material im ernährungsgestörten Gebiet.

Nachbehandlung

Da im Rahmen der Nachbehandlung nicht die Knorpelreifung beachtet werden muss, sondern das Einwachsen der Knochenzylinder in den umliegenden Knochen, empfehlen wir eine Entlastungszeit von 6 Wochen, bei der ab der 3. Woche 10 kg Teilbelastung erlaubt wird. Wir legen sehr großen Wert auf den Einsatz der Motorschiene, die ohne Bewegungslimitierung mehrere Stunden am Tag intermittierend eingesetzt werden soll. Durch die kontinuierliche passive Bewegung können sich die Gelenkflächen gut anformen und es ist auch wichtig, dass die blumenkohlartigen faserknorpeligen Wucherungen aus den Entnahmestellen beigeschliffen werden, da diese sonst bei Hochwachsen zu Pseudoblockierungen führen können. Auch speziell in dieser Remobilisierungsphase ist es wichtig, den Knorpel mit den entsprechenen ernährungsstabilisierenden Substanzen wie Vitamin E, C, Chondroitin-Glucosulminsulfat, Polelysin, Zinkselen (z. B. Vita Cartilago®) zu versorgen.

Eine sportliche Belastung des Knorpels sollte frühestens nach 5–6 Monaten erfolgen, da nach diesem Zeitraum die Chance besteht, dass sich gegebenenfalls eine Umorientierung der Kollagenbelastungsstrukturen erfolgt ist.

Kapitel 7   Technik der Autologen Chondrozytentransplantation (ACT)

Jürgen Fritz

Warum ACT?

Das sogenannte „Tissue Engineering" findet im Rahmen der autologen Chondrozytentransplantation (ACT) bereits heute klinischen Einsatz. Neben den anderen Möglichkeiten der biologischen Rekonstruktion, die in diesem Buch beschrieben sind, können mit diesem Verfahren insbesondere größere isolierte Gelenkknorpelschäden erfolgreich saniert werden [5, 13, 19, 21, 22, 23, 26, 27]. Hierbei wird die beim Gelenkknorpelschaden typischerweise unzureichende bis fehlende Zellproliferation von Chondrozyten durch eine *in vitro* Zellisolation und -vermehrung dieser Zellen kompensiert.

Das eingeschränkte Heilungsvermögen des hyalinen Knorpels ist seit langem bekannt [12], besitzt eine eindeutige Altersabhängigkeit [6, 14, 15] und ist im Wesentlichen in der besonderen Struktur und Anatomie des Gelenkknorpels begründet [4, 6]. Hyaliner Knorpel besitzt keinen direkten Zugang zu gewebsspezifischen regenerativen Zellpopulationen. Nach seiner Verletzung bleiben daher in der Regel Immigrationsprozesse und Vermehrungsschritte von spezialisierten Vorläuferzellen in der Defektzone aus. Das Fehlen dieses wichtigen und frühen Teils einer intrinsischen Regenerationsantwort führt wiederum, abhängig von der Art und dem Ausmaß der Gelenkschädigung, zu einem vollständigen Ausbleiben der Defektauffüllung oder zu einer Auffüllung mit fibrösem Ersatzgewebe [7]. Bei oberflächlicher Knorpelschädigung ohne Verletzung der subchondralen Knochenplatte, d. h. ohne Einblutung in die Defektzone, findet in der Regel überhaupt keine Defektregeneration statt [4, 17].

Bei Knorpelverletzungen mit gleichzeitiger Eröffnung der subchondralen Knochenplatte können Zellen aus dem Markraum in den Defektbereich immigrieren und die Bildung von fibrösem Narbengewebe induzieren. Aber auch dieses qualitativ minderwertige Ersatzgewebe ist auf Dauer nicht in der Lage den biomechanischen Anforderungen eines Gelenks standzuhalten [11, 16, 20]. Es ist daher meist nach ein paar Jahren wieder zerstört [29].

Die wesentliche biologische Aufgabe der autologen Knorpelzelltransplantation ist es, diesen fehlenden ersten Teilschritt der intrinsischen Heilung zu kompensieren und hierdurch eine möglichst vollständige Ausheilung des Knorpelschadens im Sinne der restitutio ad integrum einzuleiten. Die transplantierten Zellen müssen also in der Lage sein, das bestehende Defektareal in vitalem Zustand zu besiedeln, um anschließend durch die Synthese und Sekretion knorpelspezifischer Matrixproteine den Defekt schrittweise mit biomechanisch hochwertiger Knorpelgrundsubstanz wieder aufzubauen.

Indikation

Für die autologe Knorpelzelltransplantation besteht derzeit ein eng umschriebenes Indikationsspektrum, von dessen strenger Beachtung der Operationserfolg wesentlich abhängt.

Grundsätzlich eignen sich vollschichtige Gelenkknorpelschäden in den Hauptbelastungszonen von Knie- und Sprunggelenk, die zu allen Seiten mit einer tragfähigen Knorpelschulter umgeben sind, für eine biologische Rekonstruktion durch die autologe Knorpelzelltransplantation. Gelenkknorpelschäden infolge degenerativer oder entzündlicher Gelenkerkrankungen stellen nach heutiger Erkenntnis keine erfolgversprechende Indikation für dieses Verfahren dar.

Am häufigsten finden sich durch die ACT therapierbare Knorpelschäden als Folge einer Verletzung oder einer Osteochondrosis dissecans in den Belastungszonen der Femurkondylen, an der Patellarückfläche (sehr häufig nach Patellaluxation) bzw. in ihrem femoralen Gleitlager an der Trochlea femoris oder im oberen Sprunggelenk auf der Talusrolle.

Den ersten relativ sicheren Hinweis auf Größe und Lokalisation eines Knorpelschadens liefert häufig das MRT. Welche Sequenzen und Techniken für die Beurteilung von Gelenkknorpelschäden besonders geeignet sind, wird in diesem Buch in einem gesonderten Kapitel abgehandelt.

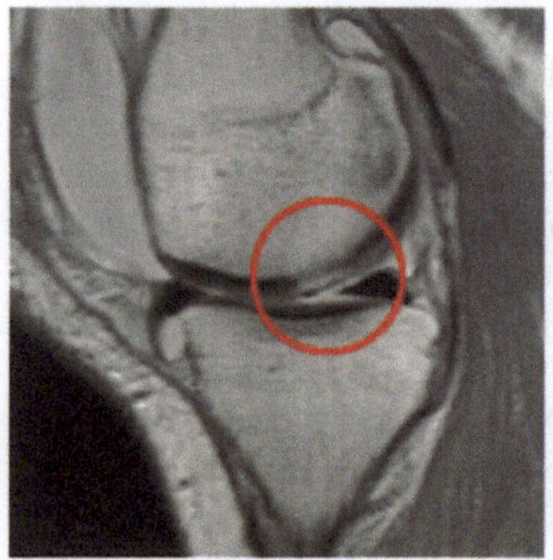

Abb. 1. MRT eines vollschichtigen Gelenkknorpelschadens am medialen Femurkondylus

Bereits anhand der Kernspinbilder kann mit relativ hoher Wahrscheinlichkeit die Art der notwendigen Therapie vorhergesagt werden.

Für die abschließende Indikationsstellung der ACT ist jedoch nur die arthroskopische Gelenkinspektion geeignet [8, 19, 18, 3]. Konventionelle Röntgenuntersuchungen ermöglichen allenfalls eine indirekte Beurteilung des Gelenkknorpels (z. B. über eine Höhenminderung des Gelenkspalts). Eine sichere Beurteilung des Knorpelzustands ist mit den bis dato zur Verfügung stehenden Röntgenverfahren nicht möglich. Darüber hinaus werden isolierte Knorpelschäden ohne knöcherne Beteiligung in der Regel nicht und osteochondrale Läsionen nicht immer zuverlässig im Röntgenbild dargestellt [3, 10].

Sofern nach allen Seiten des Defekts eine tragfähige Knorpelschulter erhalten ist, können Defektgrößen bis ca. 12 cm² durch eine autologe Knorpelzelltransplantation behandelt werden. Die Defekttiefe sollte nicht mehr als etwa 7 mm betragen. Ist dies der Fall, so muss der Defektgrund zunächst mit autologer Spongiosa aufgefüttert werden. Dieses Verfahren kann entweder zweizeitig oder als sog. „Sandwichtechnik" in einer Sitzung durchgeführt werden.

Da die autologe Knorpelzelltransplantation ein relativ aufwendiges Verfahren zur biologischen Gelenkflächenrekonstruktion ist, sollte die Indikation auch und gerade bei kleineren Knorpelschäden wohl erwogen werden. Nicht selten kommen Patienten, informiert durch verschiedene Artikel der Laienpresse, mit klaren Vorstellungen in die Praxis, wie mit ihrem Knorpelschaden zu verfahren sei. Hier tut Aufklärung not:

Kleinere Schäden, von ca. 1–2 cm² können mit hoher Wahrscheinlichkeit durch Tissue- Response-Verfahren, z. B. der Microfracturetechnik, ausreichend therapiert werden. Eine Arthrotomie ist hier nicht erforderlich. Das gleiche gilt für Knorpelschäden in weniger stark belasteten Gelenkflächen, wie z. B. der Patella. Dies um so mehr, je jünger die Patienten sind, weil gerade jugendliches Mesenchymalgewebe ein hohes Reparaturpotential besitzt. Es gibt Hinweise darauf, dass Gelenkknorpelschäden bei Patienten mit bei noch offenen Wachstumsfugen einen günstigeren Spontanverlauf nehmen [24, 28]. In jedem Fall sollte der Verlauf einer operativen Therapie stets per MRT kontrolliert werden, um Therapieversager frühzeitig zu erkennen und Folgeschäden zu vermeiden. Bei Versagen einer knochenmarkstimulierenden Technik kommt die ACT dann ggf. als „second-line-Therapie" in Betracht.

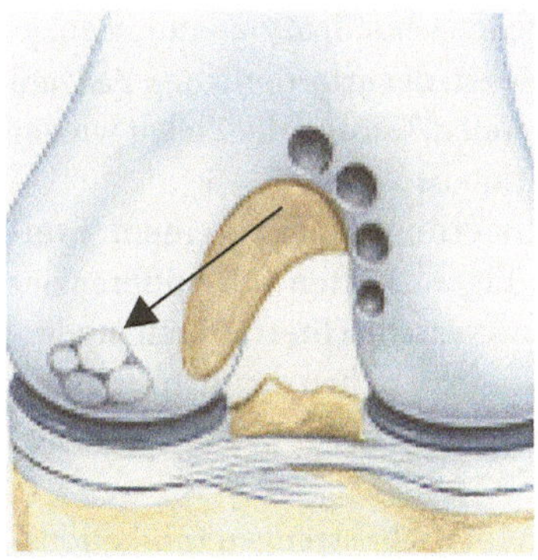

Gelenkknorpelschäden mittlerer Größe, d. h. von ca. 3–4 cm² Ausdehnung, sind in aller Regel gut durch eine autologe Knorpel-Knochen-Transplantation, auch Osteochondraltransplantation oder kurz OCT genannt, zu therapieren. Dies Verfahren ist mit einem geringeren Kostenaufwand verbunden und in einer Sitzung durchführbar. Bei günstiger Defektlokalisation kann die Mosaikplastik auch rein arthroskopisch durchgeführt werden. Je größer der Defekt, um so ungünstiger ist die Primärstabilität der Knorpel-Knochen-Zylinder und das klinische Ergebnis. Außerdem können nicht beliebig viele autologe Zylinder schadlos entnommen werden.

Ab Defektgrößen von ca. 3–4 cm² Ausdehnung wird daher von den deutschen Fachgesellschaften [1, 2] die ACT zur biologischen Oberflächenrekonstruktion geschädigter Gelenkflächen empfohlen.

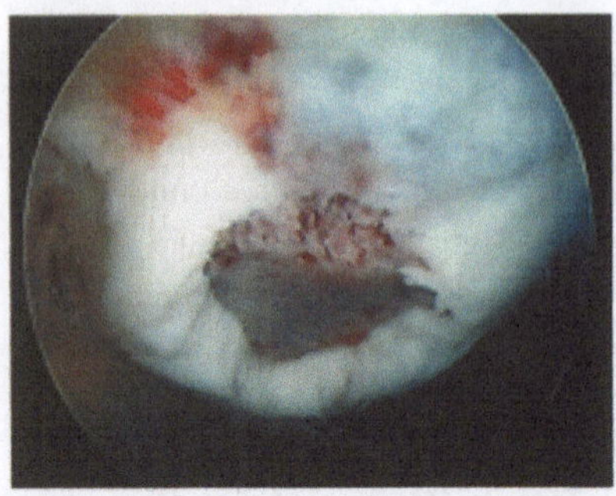

Abb. 3. Arthroskopischer Aspekt eines vollschichtigen Gelenkknorpelschadens an der Patella

OP Technik der autologen Chondrozytentransplantation (ACT)

Die ACT ist ein zweizeitiges Operationsverfahren. Im Rahmen der diagnostischen Arthroskopie, die zur Indikationsstellung zwingend erforderlich ist, werden aus einem nichttragenden Gelenkanteil, z. B. der interkondylären Notch, zwei Knorpel-Knochenzylinder von wenigen mm Durchmesser entnommen. Das Biopsat wird sofort in eine sterile Nährlösung gegeben und unverzüglich in ein entsprechendes Speziallabor verbracht. Dort werden die in der Knorpelmatrix enthaltenen Chondrozyten durch enzymatische Verdauung isoliert und vermehrt. Nach Erreichen der erforderlichen Zellzahl sowie zell- und molekularbiologischen Qualitätskontrollen, werden die Zellen wieder in Lösung gebracht und sind so für die Retransplantation bereit.

Chondrozyten verlieren mit zunehmender Kultivierungsdauer in einem zweidimensionalen Kultursystem ihre knorpeltypischen Eigenschaften („Dedifferenzierung"), was die Qualität des Transplantats entsprechend verschlechtert. Durch moderne Kultivierungsverfahren wurden die Expansionszeiten inzwischen deutlich verkürzt, die Anzucht von Knorpelzellen zur ACT ist heute in weniger als 14 Tagen möglich, womit ein Qualitätsverlust weitgehend vermieden wird.

Die Qualität der Knorpelzellen ist zusammen mit einer sehr strengen Indikationsstellung und einer präzisen OP-Technik für den Erfolg der autologen Knorpelzelltransplantation entscheidend [9], weshalb die Fachgesellschaften bestimmte zell- und molekularbiologische Qualitätsmarker für die ACT fordern [1, 2].

Die Knorpelzelltransplantation kann in Regional- oder Allgemeinanästhesie durchgeführt werden. Je nach Defektlokalisation wird ein parapatellarer Zugang zum Kniegelenk, entweder medial oder lateral empfohlen. Aus dem eröffneten Kniegelenk wird ein Abstrich entnommen und der Defektbereich wird dargestellt. Sofern der Defektbereich ganz oder teilweise mit einem bindegewebigem Narbenregenerat überzogen ist, muss dieser entfernt werden. Die Defektränder müssen mit dem Skalpell senkrecht bis zur subchondralen Knochenlamelle ausgeschnitten werden. Es ist darauf zu achten, dass die Defektränder im vitalen, hyalinen Gelenkknorpel geschnitten werden. Nun wird von den Rändern aus nach zentral hin mit einem scharfen Löffel oder dem Luer das Ersatzfasergewebe von der subchondralen Knochenlamelle abgelöst. Hierbei ist mit äußerster Sorgfalt darauf zu achten, dass die subchondrale Knochenlamelle nicht durchbrochen wird. Es dürfen keine Blutungen am Defektboden auftreten. Falls Blutungen erkannt werden sollten, müssen diese mit Suprarenin® unterspritzt oder z. B. mit etwas Fibrinkleber gestillt werden.

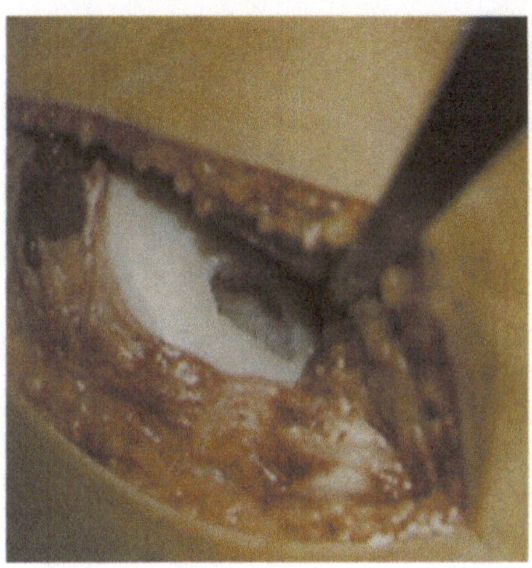

Abb. 4. Vollschichtiger Gelenkknorpeldefekt am medialen Femurkondylus nach Débridement

Der sorgfältig präparierte Defektboden zeigt die subchondrale Knochenlamelle ohne Einbrüche oder Einblutungen und ohne Restfasergewebe, scharfkantig begrenzt von einem vitalen, tragfähigen Gelenkknorpelrand.

Anschließend wird der zur Deckung der Defektzone erforderliche Periostlappen z. B. vom gleichseitigen Schienbeinkopf oder dem Femurkondylus gehoben. Sehr feines aber dennoch reißfestes Periost kann man beim Erwachsenen in der Regel ca. 2 Querfinger unterhalb des Pes anserinus gewinnen. Der Periostlappen hat in seiner Flächenausdehnung dieselbe Größe wie der Gelenkknorpeldefekt.

❗ Tipp

Zur Bestimmung der erforderlichen Größe des Periostlappens ist es hilfreich, wenn man mit der Alufolie des Fadenpäckchens einen Abdruck der Defektkammer schafft. Auf diese Weise schafft man sich eine Art „Schnittmuster" des Periostlappens. Das „Schnittmuster" kann jetzt auf das Periost aufgelegt und mit einem sterilen Stift umfahren werden. Im Zweifelsfall sollte man den Periostlappen eher etwas zu groß präparieren, er kann dann später „in situ" auf die definitive Größe zurückgeschnitten werden.

Bei der Präparation ist mit äußerster Sorgfalt darauf zu achten, dass der Periostlappen nicht perforiert wird. Es empfiehlt sich daher bei der Präparation mit anatomischen Pinzetten und einem runden Raspatorium zu arbeiten. Der Periostlappen soll möglichst dicht am Knochen abgesetzt werden, damit die Cambium-Schicht auf dem Periostlappen erhalten bleibt.

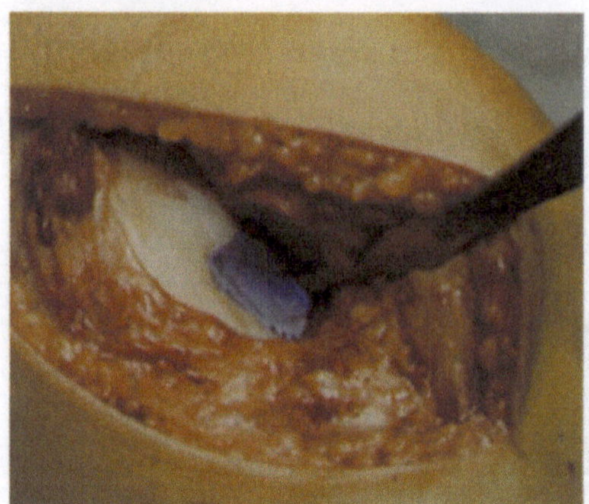

Der Lappen wird nun mit feinem resorbierbaren Nahtmaterial mit den Knorpelrändern der Defektzone dicht vernäht. Auf diese Weise wird eine Defektkammer geschaffen. Am oberen Defektkammerpol wird eine periphere Verweilkanüle eingelegt, über die später die Zellsuspension in die Defektkammer appliziert wird. Die Periostlappennaht wird nun mit Fibrinkleber wasserdicht versiegelt. Die Dichtigkeit der Defektkammer kann ggf. mit physiologischer Kochsalzlösung überprüft werden.

> ℹ **Tipp**
>
> Beim Einnähen des Periostlappens ist darauf zu achten, dass Periost und Knorpel auf der selben Höhe sind. Der Lappen muss also tatsächlich „eingenäht" und nicht „wie ein Flicken aufgesteppt" werden! Man verwendet am besten einen 6/0 monofilen resorbierbaren Faden mit einer speziell gehärteten Nadel z. B. Monosyn® 6/0 mit einer HRT13 Nadel und näht immer vom Periost zum Knorpel. Es genügt den Lappen zunächst an 3 oder 4 „Ecken" über dem Defekt mit Einzelnkopfnähten zu fixieren, danach kann fortlaufend genäht werden, was die OP-Zeit deutlich zu verkürzen hilft.

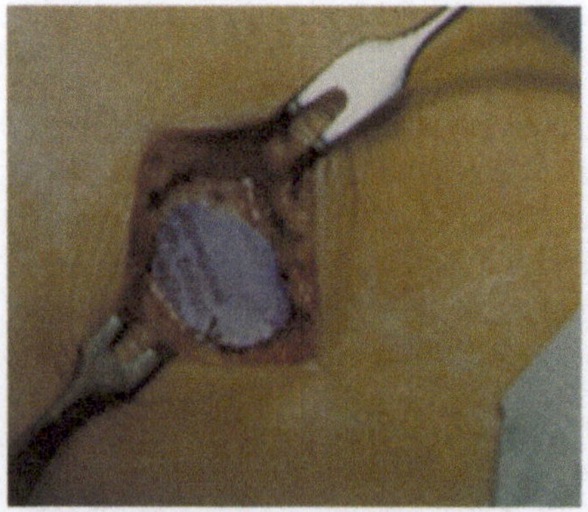

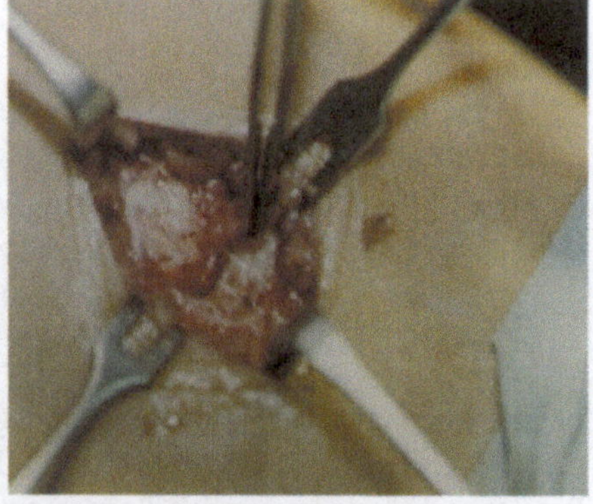

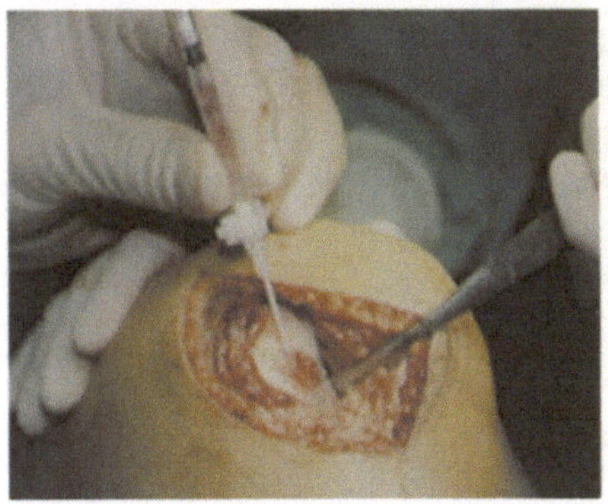

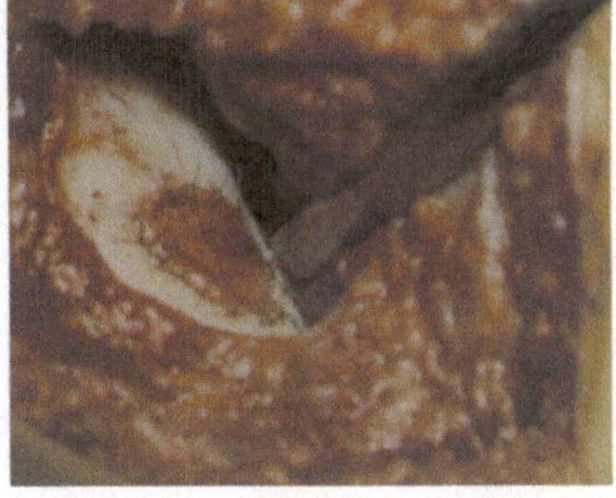

⬛ Abb. 7a. Injektion der Zellsuspension   ⬛ Abb. 7b. Abgedichtete Defektkammer

Nun wird die Knorpelzellkultur in die Defektkammer injiziert. Die Verweilkanüle wird danach vorsichtig entfernt, und der Defektkammerpol mit einer letzten Naht oder einem Tropfen Fibrinkleber geschlossen. Da es sich bei Chondrozyten um sog. Adhäsionszellen handelt, werden diese bereits nach wenigen Stunden adhärent und kleiden so die gesamte Defektkammer aus. Dieser Vorgang ist nach etwa 48 h abgeschlossen. Die Patienten sollten in dieser Zeit Bettruhe einhalten. Danach beginnen die transplantierten Chondrozyten mit dem Aufbau von Knorpelgrundsubstanz (Matrix). Dieser Prozess dauert einschließlich der Matrixreifung mehrere Monate und wird durch eine intensive physiotherapeutische Beübung unterstützt. Das entstehende Knorpelregenerat zeigt eine starke Ähnlichkeit zu hyalinem Gelenkknorpel und wird daher in der Fachliteratur als „hyalinartig" oder „hyaline-like" beschrieben. Bezüglich der klinischen Ergebnisse nach ACT sei auf das entsprechende Kapitel verwiesen.

Modifikation der OP Technik in besonderen Situationen

Es gibt Ausnahmesituationen, in denen eine ACT angezeigt erscheint, obwohl die klinischen Voraussetzungen nicht vollständig gegeben sind. Dies sind in der Regel junge Patienten, für die alternative Verfahren nicht in Frage kommen oder wo solche als „firstline" Therapie bereits versagt haben. Häufig stehen solche Patienten unter einem ausgeprägten Leidensdruck, sind aber für einen alloplastischen Gelenkersatz entschieden zu jung. Meist handelt es sich hierbei um sehr große Defekte ohne vollständige stabile Randleiste eines vitalen Knorpels oder sehr tiefe, osteochondrale Defekte. An zwei Beispielen soll das praktische Vorgehen in solchen Fällen demonstriert werden.

Sehr große Defekte ohne stabile Knorpelrandleiste

In unsere Behandlung trat eine zum damaligen Zeitpunkt 32jährige Patientin, die seit ihrem 16 Lebensjahr an einer Osteochondrosis dissecans des medialen Femurkondylus links gelitten hat. Eine Knorpelrekonstruktion wurde auswärts in der Vergangenheit dreimal durch verschiedene knochenmarkstimulierende Techniken, zweimal offen, einmal arthroskopisch versucht. In keinem Fall konnte eine adäquate Gewebeantwort verzeichnet werden, so dass als letzter Versuch einer biologischen Rekonstruktion im Alter

von 25 Jahren eine autologe Spongiosatransplantation vom Beckenkamm in den Gelenkknorpeldefekt durchgeführt wurde. Auch diese Operation ließ den gewünschten Erfolg
vermissen. Die junge Patientin war durch den Gelenkknorpelschaden im täglichen Le-
ben deutlich limitiert, ihre sportliche Betätigung musste sie gänzlich aufgeben.

Nach diagnostischer Arthroskopie haben wir die Indikation zur ACT gestellt. Nach
Arthrotomie, 14 Tage später, fand sich folgender Situs:

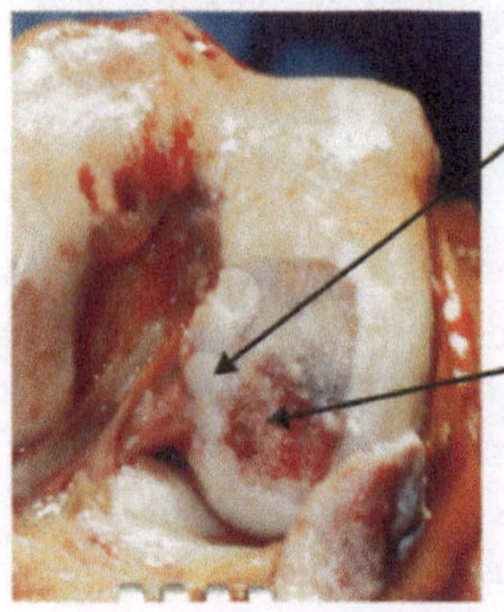

■ Abb. 8. Rekonstruktion der medialen Knorpelrandleiste durch OCT

Nach Debridement ergab sich eine Defektfläche von 3 x 4 cm, der Defekt hatte keine
Randleiste zur interkondylären Notch hin. Für eine alleinige Rekonstruktion durch
autologe Knorpelknochenzylinder war der Defekt mit ca. 12 cm² u. E. zu groß.

Wir haben uns aus diesem Grunde dafür entschieden, eine stabile Knorpelrandleiste
durch die Transplantation autologer osteochondraler Zylinder zu rekonstruieren und
so die Voraussetzung für eine ACT zu schaffen, die dann lege artis durchgeführt werden konnte (■ s. Abb. 9 a,b). Die Patientin war nach der ACT beschwerdefrei und ist seit
nunmehr über 2 Jahren wieder uneingeschränkt sportlich aktiv.

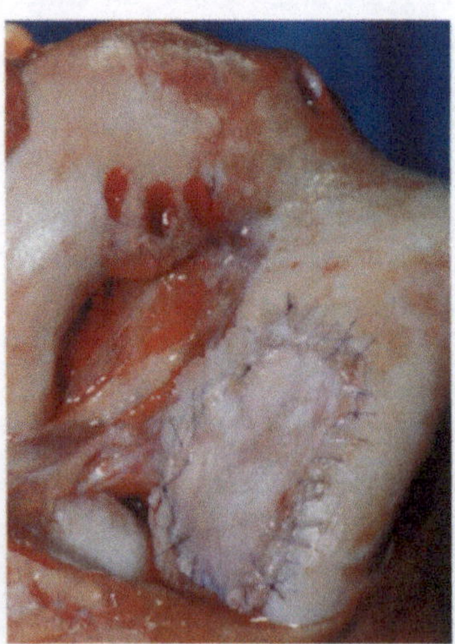

■ Abb. 9a. Eingenähter Periostlappen

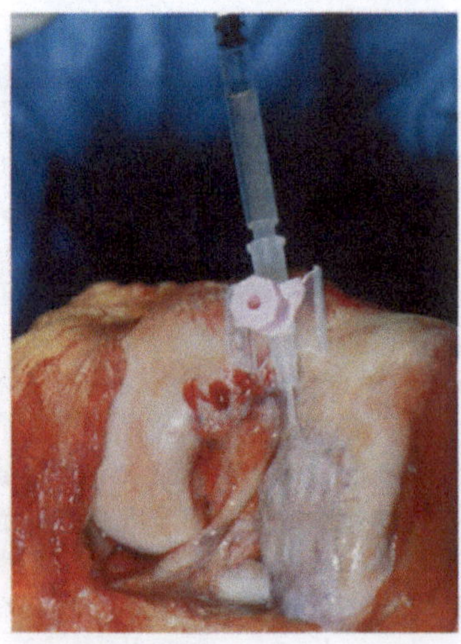

■ Abb. 9b. Implantation der Zellsuspension

Sehr tiefe osteochondrale Defekte

Die ACT alleine ist nur in der Lage chondrale Defekte zu rekonstruieren. Bei sehr tiefen, osteochondralen Defekten, die meist auf dem Boden einer Osteochondrosis dissecans (OD) entstehen, muss zunächst der knöcherne Defekt aufgefüllt werden. Dies geschieht durch eine autologe Spongiosaplastik. Das im folgenden dargestellte Verfahren kann entweder zweizeitig oder in einer Sitzung, als sog. „Sandwichtechnik" durchgeführt werden.

Beispielhaft sei hier der Fall einer zum OP-Zeitpunkt 22-jährigen Patientin geschildert, die seit ihrer Jugend an einer Osteochondrosis dissecans litt.

Etwa ein Jahr vor Eintritt in unsere Behandlung wurde auswärts eine Mausrefixation mittels Titanschrauben versucht, was aber nicht den gewünschten Erfolg zeitigte. Das Dissekat konnte nicht einwachsen, zerfiel und musste einige Monate später geborgen werden.

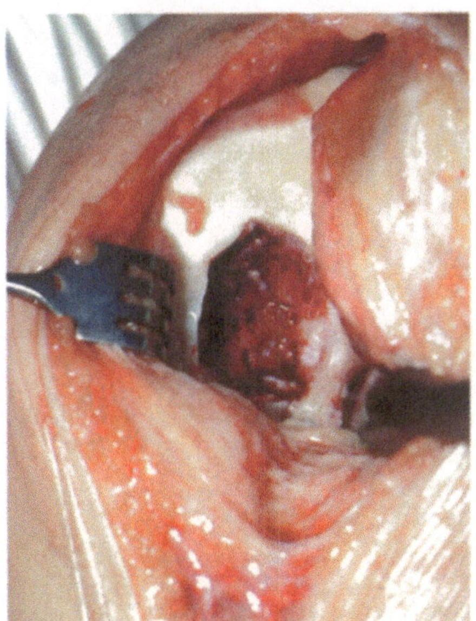

Abb. 10a. Sehr tiefer osteochondraler Defekt am medialen Femurkondylus bei Osteochondrosis dissecans

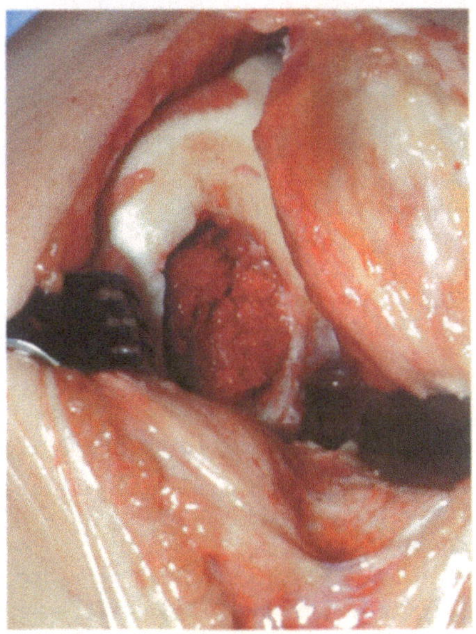

Abb. 10b. Defektauffüllung mit autologer Spongiosa (vom med. Femurkondylus) bis auf Höhe der subchondralen Lamelle

Unsererseits wurde die Indikation zur ACT gestellt, der intraoperative Befund zeigte einen mit 15 mm sehr tiefen osteochondralen Defekt, der durch eine ACT alleine nicht zu behandeln gewesen wäre.

Aus diesem Grunde wurde der Defekt zunächst mit autologer Spongiosa vom medialen Femurkondylus bis zur Höhe der subchondralen Platte unterfüttert. Die Spongiosaplastik wurde mit einem Periostlappen, der ebenfalls am medialen Femurkondylus entnommen wurde abgedeckt. Dieser erste Periostlappen muss also auf Höhe der subchondralen Lamelle eingenäht werden.

Nun wird ein zweiter Periostlappen, entnommen vom gleichseitigen Schienbeinkopf, wie bei einer Standard-ACT über den Defekt genäht. Dieser zweite Periostlappen wird mit Fibrinkleber „wasserdicht" versiegelt. Die Implantation der Chondrozyten erfolgt nun zwischen die beiden Periostlappen.

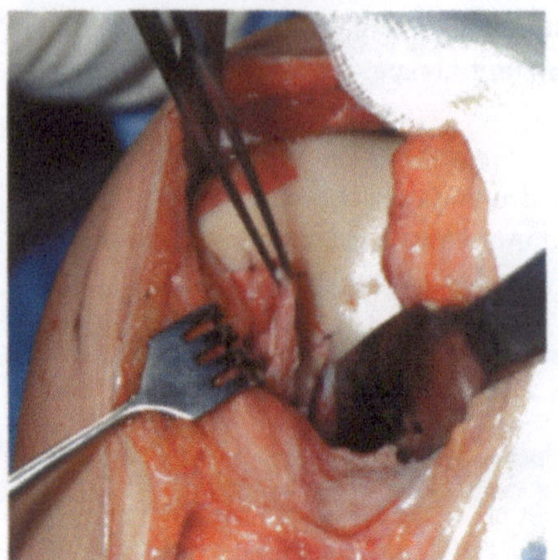

◼ Abb. 11a. Aufnähen des zweiten Periostlappens

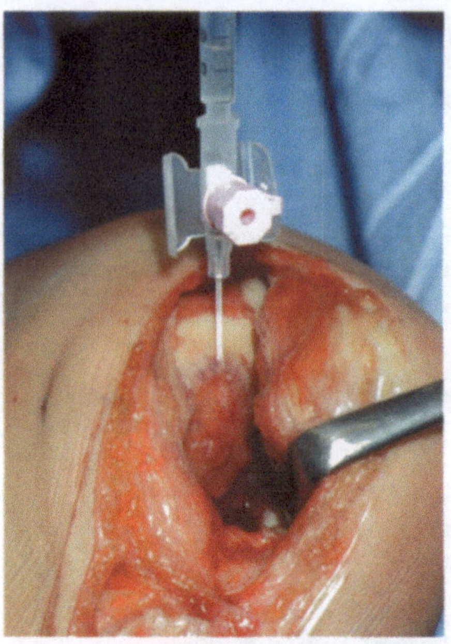

◼ Abb. 11b. Implantation der Zellsuspension

Grundsätzlich kann dieser Eingriff auch in zwei Schritten durchgeführt werden, auf Wunsch der Patientin, wurde hier das einzeitige Vorgehen gewählt.

Literatur

1. DGU: Behrens P, Bruns J, Erggelet C, Esenwein S, Gaissmaier C, Gekle C, Krackhardt T, Marlovits S, Mollenhauer J, Niethard FU, Perka C, Ruhnau K, Schneider U, Steinwachs M, Weise K. DGU – Mitteilungen und Nachrichten 2002 (45): 34–41.
2. DGOOC: Behrens P, Bruns J, Erggelet C, Esenwein S, Gaissmaier C, Gekle C, Krackhardt T, Marlovits S, Mollenhauer J, Niethard FU, Perka C, Ruhnau K, Schneider U, Steinwachs M, Weise K. Z Orthop 2002 (140): 132–137.
3. Alleyne KR and Galloway MT. 2001. Management of osteochondral injuries of the knee Clin Sports Med 20: 343–364.
4. Buckwalter JA, Rosenberg LC, and Hunziker EB. 1990. Articular cartilage:composition, structure, response to injury and methods of facilitation repair. Ewing JW: Articular cartilage and knee joint function basic science and arthroscopy Bristol-Meyers/Zimmers Orthopaedic symposium. Raven Press, New York: 19–56.
5. Buckwalter JA. 1998. Articular cartilage: injuries and potential for healing J Orthop Sports Phys Ther 28: 192–202.
6. Buckwalter JA. 1999. Evaluating methods of restoring cartilaginous articular surfaces Clin Orthop 367: 224–238.

7. Bruns J and Steinhagen J. 2000. Lesions of articular cartilage and osteoarthrosis – Biological background. Deutsche Zeitschrift für Sportmedizin 2: 42–47.

8. Curl WW, Krome J, Gordon ES, Rushing J, Smith BP, and Poehling GG. 1997. Cartilage injuries: a review of 31,516 knee arthroscopies Arthroscopy 13: 456–460.

9. Dell'Accio F, De Bari C, and Luyten FP. 2001. Molecular markers predictive of the capacity of expanded human articular chondrocytes to form stable cartilage in vivo Arthritis Rheum 44: 1608–1619.

10. Errgelet C, Mandelbaum B, Lahm A. 2000 Der Knorpelschaden als therapeutische Aufgabe – Klinische Grundlagen Deutsche Zeitschrift für Sportmedizin 2: 48–54.

11. Grifka J, Anders S, Löhnert J, Baag R, and Feldt S. 2000. Regeneration von Gelenkknorpel durch die autologe Chondrozytentransplantation Arthroskopie 13: 113–122.

12. Hunter W. 1743. Of the structure and disease of articulating cartilages Phil Trans Roy Soc London 42: 514–521.

13. Johnstone B and Yoo JU. 1999. Autologous mesenchymal progenitor cells in articular cartilage repair Clin Orthop 156–162.

14. Martin JA, Buckwalter JA. 1996. Articular cartilage aging and degeneration Sports Med and Arthrosc 4: 263–275.

15. Martin JA, Buckwalter JA. 2001. Roles of articular cartilage aging and chondrocyte senescence in the pathogenesis of osteoarthritis Iowa Orthop J 21: 1–7.

16. Martinek V, Fu FH, Lee CW, and Huard J. 2001. Treatment of osteochondral injuries. Genetic engineering Clin Sports Med 20: 403–16.

17. Müller B and Kohn D. 1999. Indikation und Durchführung der Knorpel-Knochen-Anbohrung nach Pridie Der Orthopäde 28: 4–10.

18. McGinley BJ, Cushner FD, and Scott WN. 1999. Debridement arthroscopy. 10-year followup Clin Orthop 190–194.

19. Minas T and Peterson L. 1999. Advanced techniques in autologous chondrocyte transplantation Clin Sports Med 18: 13.

20. Ochi M, Uchio Y, Tobita M, and Kuriwaka M. 2001. Current concepts in tissue engineering technique for repair of cartilage defect Artif Organs 25: 172–179.

21. Peterson L. 1998. Autologous chondrocyte transplantation: 2–10 year follow-up in 219 patients AAOS 65th annual meeting, New Orleans.

22. Peterson L, Minas T, Brittberg M, Nilsson A, Sjogren-Jansson E, and Lindahl A. 2000. Two- to 9-year outcome after autologous chondrocyte transplantation of the knee Clin Orthop 212–234.

23. Peterson L, Brittberg M, Kiviranta I, Akerlund EL, and Lindahl A. 2002. Autologous chondrocyte transplantation. Biomechanics and long-term durability Am J Sports Med 30: 2–12.

24. Prakash D, Learminth D. 2002. Natural progression of osteo-chondral defect in the femoral condyle Knee 9: 7–10.

25. Pridie KH. 1959. A method of resurfacing osteoarthritic knee joints. J Bone Joint Surg Br 41: 618.

26. Richardson JB, Caterson B, Evans EH, Ashton BA, and Roberts S. 1999. Repair of human articular cartilage after implantation of autologous chondrocytes J Bone Joint Surg Br 81: 1064–1068.

27. Steinwachs MR, Erggelet C, Lahm A, and Guhlke-Steinwachs U. 1999. Klinische und zellbiologische Aspekte der autologen Chondrozytenimplantation. Unfallchirurg 102: 855–860.

28. Twyman RS, Desai K, Aichroth PM. 1991. Osteochondrosis dissecans of the knee A long term study J Bone Joint Surg 73: 461–464.

29. Wirth CJ and Rudert M. 1996. Techniques of cartilage growth enhancement: a review of the literature Arthroscopy 12: 300–308.

Kapitel 8 Differentialindikationen zu unterschiedlichen biologischen Rekonstruktionsverfahren

Jürgen Fritz

Grundsätzlich besteht eine Indikation zur biologischen Rekonstruktion von Gelenk-knorpelschäden bei jüngeren Patienten, damit möglichst die bekannten Sekundär-schäden, wie z. B. eine frühzeitige Osteoarthrose vermieden werden. Die obere Alters-grenze liegt nach den derzeitigen Erfahrungen etwa beim 50. Lebensjahr. Ebenso setzen wir eine untere Altersgrenze etwa beim 16. Lebensjahr an, weil bekannt ist, dass Kinder und Jugendliche, insbesondere bei offenen Epiphysenfugen, noch sehr gut auf Tissue-Response-Verfahren (z. B. Beck'sche Bohrungen oder Mikrofrakturierungen) anspre-chen. Da diese Verfahren heute fast ausnahmslos arthroskopisch angewandt werden können, sind diese Eingriffe nur wenig traumatisierend und der Versuch in jedem Fall gerechtfertigt, zumal invasivere Verfahren zu einem späteren Zeitpunkt bei Therapie-versagen immer noch möglich sind. Aus diesem Grunde halten wir nach Tissue-Response Operationen ein jährliches follow-up-Monitoring per MRT für angezeigt um eventuelle Therapieversager frühzeitig zu erkennen und entsprechend rechtzeitig rea-gieren zu können.

Innerhalb der geeigneten Altersgruppe wird die Indikation zur ACT grundsätzlich nach diagnostischer Arthroskopie gestellt. Hierbei müssen folgende Kriterien erfüllt sein:

- Der Defekt muss nach allen Seiten von einem stabilen, vitalen Knorpelrand umge-ben sein.
- Es dürfen keine größeren degenerativen Schäden (Arthrose) erkennbar sein.
- Es dürfen keine entzündlichen Gelenkerkrankungen (Arthritis) vorliegen.
- Die Gelenkbinnenstrukturen (Kreuzbänder, Menisci) müssen intakt sein, andern-falls sind sie vorher oder zeitgleich zu sanieren.
- Der Defekt sollte nicht größer als 14 cm² und nicht tiefer als 7 mm sein.

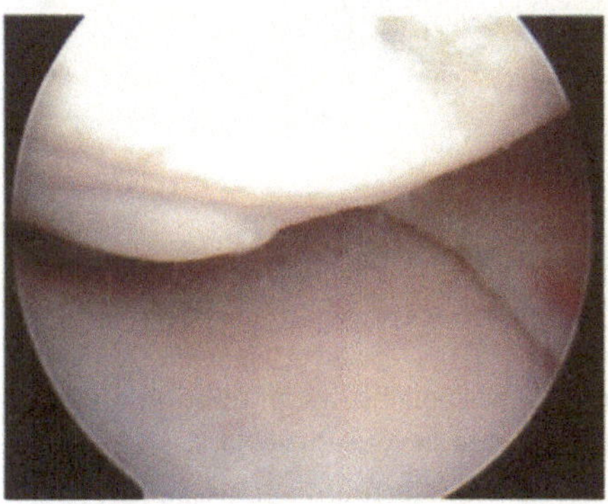

Abb. 1a. Z. n. Microfracture, med. Femurkon-dylus. Diskrete Hypertrophie des Regenerats

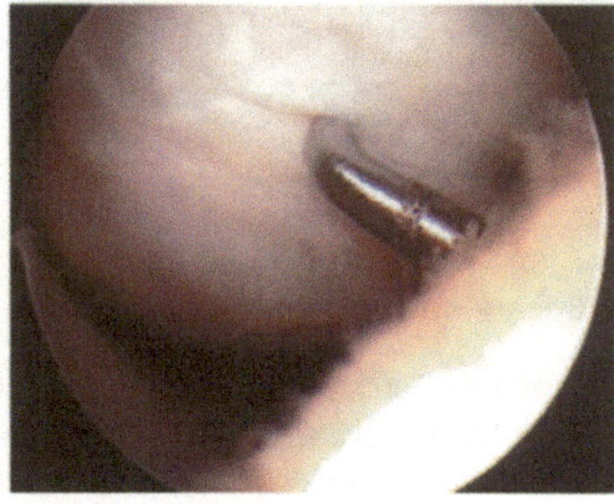

Abb. 1b. Dasselbe Regenerat (1A) zeigt bei genauer Betrachtung eine narbig-strähnige Konsistenz

Innerhalb dieser Indikationsgrenzen ist eine ACT erfolgreich anwendbar und (nach vorherigem Training) technisch einfach durchzuführen.

Da die autologe Knorpelzelltransplantation ein relativ aufwendiges und teures Verfahren darstellt, sollte sie nur dann angewendet werden, wenn einfachere Alternativverfahren voraussichtlich nicht den selben Erfolg sicherstellen.

Aus diesem Grunde empfehlen wir bei kleineren Defekten von ca. 1–2 cm² zunächst eine Mikrofrakturierung mit der von Steadman [10] beschriebenen Methode. Das hierbei induzierte Narbenregenerat scheint bei diesen Defektgrößen nach heutiger Erkenntnis ausreichend belastbar zu sein.

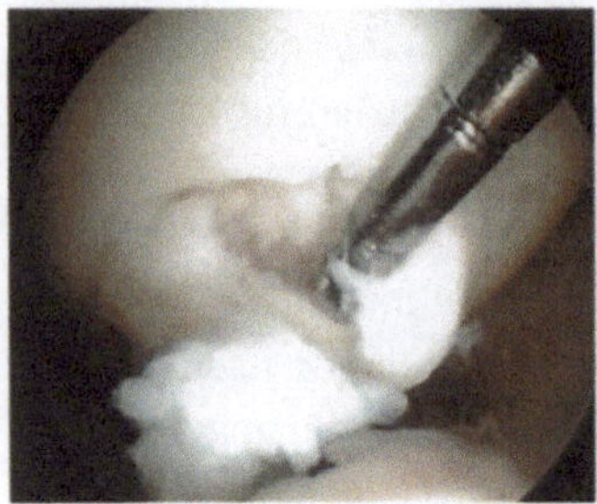

Abb. 2. Z.n. Microfracture eines größeren Gelenkknorpeldefekts 10 Monate zuvor. Es ist nur zur Ausbildung eines lockeren Narbenregenerats gekommen, welches auf leichten Druck mit dem Tasthaken aus dem Defektbett ausbricht.

Für Knorpeldefekte von ca. 3–4 cm² ist die Transplantation autologer Knorpel-Knochenzylinder im Sinne einer Mosaikplastik geeignet. In einigen Fällen kann die Mosaikplastik, genauso wie die Mikrofrakturierung sogar arthroskopisch angewendet werden. Außerdem muss in beiden Fällen nur einmal operiert werden!

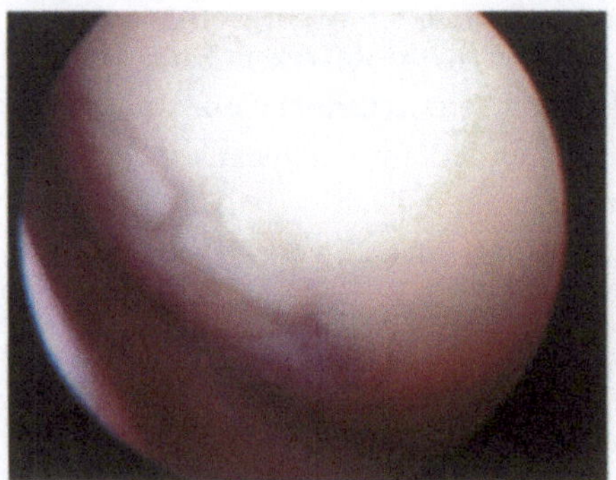

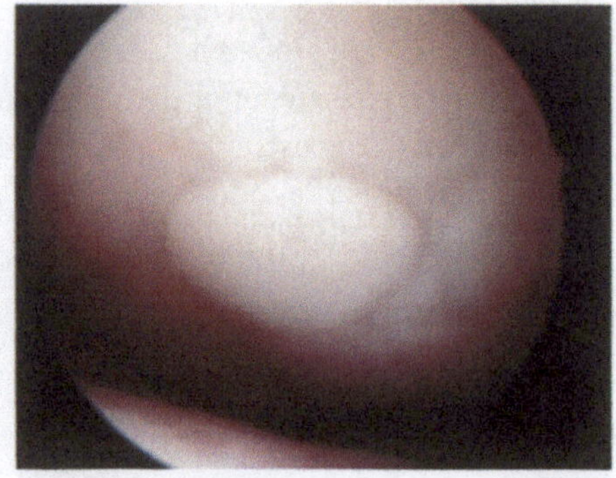

Abb. 3a. Z.n. nach Mosaikplastik vor 12 Monaten, die einzelnen Knorpel-Knochen-Zylinder sind noch identifizierbar, umgeben von Narbengewebe.

Abb. 3b. Idem wie 3A

Für größere Defekte greifen wir auf die autologe Knorpelzelltransplantation zurück, weil das Narbenregenerat nach Microfracture biomechanisch weniger belastbar ist und eher wieder degeneriert [1, 2, 3, 4] als der durch ACT induzierte „hyalinartige Knorpel" [5, 6, 7, 8, 9] und für Mosaikplastiken nicht beliebig viel Spenderzylinder entnommen werden können, ohne an anderer Stelle dem Gelenk zu schaden. Außerdem ist bei größeren Defektflächen innerhalb der konvexen Belastungszone, z. B. im Bereich der

Femurkondyle, eine anatomische Rekonstruktion mit den flachen Knorpel-Knochen-zylindern aus dem retropatellaren Gleitlager nicht einfach!

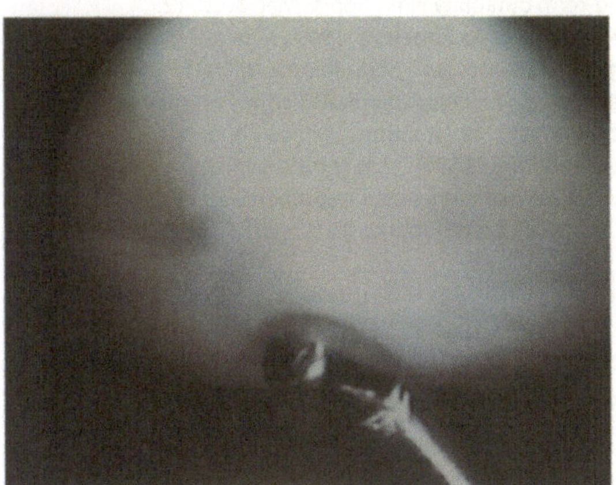

Abb. 4. Regenerat 10 Monate nach ACT am medialen Femurkondylus

Die nachfolgende Tabelle soll eine grobe Orientierung zur Wahl des geeigneten Verfahrens geben.

Tab. 1. Indikationsstellung zur ACT und Alternativverfahren, Orientierungshilfe bei der Differentialindikation zu den beschriebenen Rekonstruktionsverfahren

	Tissue Response	Mosaikplastik	ACT
Kinder & Jugendliche	+++	-	-
Defekte von ca. 1–2 cm²	+++	++	-
Defekte von ca. 1–4 cm²	+	+++	++
Defekte von ca. 3–14 cm²	-	+	+++

Literatur

1. Angermann P, Riegels-Nielsen P, Pedersen H. 1998. Osteochondritis dissecans of the femoral condyle treated with periosteal transplantation Poor outcome in 14 patients followed for 6-9 years. Acta Orthop Scand 69: 595–597.
2. Buckwalter JA, Mow VC, and Ratcliffe A. 1994a. Restoration of Injured or Degenerated Articular Cartilage. J Am Acad Orthop Surg 2: 192–201.
3. Buckwalter JA and Lohmander S. 1994b. Operative treatment of osteoarthrosis. Current practice and future development. J Bone Joint Surg Am 76: 1405–1418.
4. Minas T and Nehrer S. 1997. Current concepts in the treatment of articular cartilage defects. Orthopedics 20: 525–538.
5. Minas T and Peterson L. 1999. Advanced techniques in autologous chondrocyte transplantation. Clin Sports Med 18: 13.

6. Peterson L, Minas T, Brittberg M, Nilsson A, Sjogren-Jansson E, and Lindahl A. 2000. Two- to 9-year outcome after autologous chondrocyte transplantation of the knee. Clin Orthop 212–234.
7. Peterson L, Brittberg M, Kiviranta I, Akerlund EL, and Lindahl A. 2002. Autologous chondrocyte transplantation. Biomechanics and long-term durability. Am J Sports Med 30: 2–12.
8. Richardson JB, Caterson B, Evans EH, Ashton BA, and Roberts S. 1999. Repair of human articular cartilage after implantation of autologous chondrocytes. J Bone Joint Surg Br 81: 1064–1068.
9. Roberts S, Hollander AP, Caterson B, Menage J, and Richardson JB. 2001. Matrix turnover in human cartilage repair tissue in autologous chondrocyte implantation. Arthritis Rheum 44: 2586–2598.
10. Steadman JR, Rodkey WG, Briggs KK, and Rodrigo JJ. 1999. Die Technik der Mikrofrakturierung zur Behandlung von kompletten Knorpeldefekten im Kniegelenk. Orthopade 28: 26–32.

Kapitel 9 Ergebnisse nach diversen biologischen Rekonstruktionsverfahren

Tilmann Krackhardt

Grundsätzlich sind die operativen Behandlungsmethoden zu unterscheiden in primäre und sekundäre Behandlungstechniken.

Die primären Behandlungstechniken umfassen folgende Verfahren:

- Lavage
- Debridement
- Chondrale und osteochondrale Fixationstechniken
- Knochenmark stimulierende Techniken

Diese Therapiemethoden erfolgen in der Regel arthroskopisch und werden primär eingesetzt.

Davon abzugrenzen sind die sekundären operativen Behandlungstechniken, die meist sehr viel komplexer sind und das Ziel haben hyalinartiges Knorpelgewebe wiederherzustellen. Es handelt sich hierbei um folgende Techniken:

- Methoden mit autologen oder homologen, osteochondralen Gewebetransfer
- Techniken der autologen Knorpelzelltransplantation

Primäre Behandlungstechniken

Lavage und Debridement

Die arthroskopische Gelenkspülung ist eine verbreitete Operationstechnik die einfach und ohne spezielle Techniken überall durchgeführt werden kann. In der Regel werden jedoch Patienten mit degenerativen Verschleißerscheinungen und entsprechender Beschwerdesymptomatik so behandelt und weniger junge Patienten mit einem fokalen Knorpeldefekt. In der Literatur wird über gute und exzellente Ergebnisse bei 50–70 % Prozent der Patienten berichtet. Die Beschwerdelinderung dauert jedoch in der Regel nur wenige Monate. Bei gleichzeitigem lokalen Debridement sind die Ergebnisse besser, insbesondere die Beschwerdelinderung hält länger an. [1–3].

Zusammengefasst lässt sich aber festhalten, dass kurzfristig zufrieden stellende Ergebnisse erreicht werden bei Patienten mit einer Beschwerdedauer von weniger als 1 Jahr, Patienten mit Traumaanamnese, normalen Beinachsen und normalen Körpergewicht [1].

Knochenmarkstimulierende Techniken (tissue response)

Das Anbohren einer Knorpel-/Knochenglatze bei Knorpeldefekten wurde schon 1959 von Pridie beschrieben [4]. Nach Anbohren des subchondralen Knochens wurde eine Auffüllung von Defekten mit fibrösem Gewebe oder Faserknorpelgewebe nachgewiesen [5].

Heute ist die von Steadman modifizierte Technik der Mikrofrakturierung verbreitet.

Mit kleinen Spitzmeißeln (Pfriem) wird der subchondrale Knochen nach vorheriger Präparation arthroskopisch kontrolliert perforiert. Mit den speziellen Meißeln gelingt die Perforation präzise und kontrolliert, auch thermische Nekrosen wie bei der Bohrung sind nicht zu befürchten.

Aus den Perforationen gelangen Blut- und mesenchymale Stammzellen aus dem spongiösen Knochen in den Defekt und bilden ein Fibringerinsel mit reperativ granulierenden Eigenschaften. Unter Teilbelastung und ohne Bewegungslimitierung proliferiert der „super-clot" zu Faserknorpel bzw. fibrösen Ersatzgewebe. Wichtig ist die vorhergehende Präparation des Knorpeldefekts, die kalzifizierende tiefe Knorpelschicht muss vollständig debridiert werden, Bindegewebe und Knorpelreste müssen peinlich genau bis zum umgebenden gesunden hyalinen Knorpelgewebe entfernt werden [6, 7].

Limitiert ist diese Behandlungstechnik durch das Alter des Patienten. So ist unklar ob der positive Effekt der Mikrofrakturierung bei einem 60-jährigen Patienten durch die Mikrofrakturierung erzielt wird oder durch die gleichzeitige Lavage und das Debridement, da mit zunehmenden Alter die Zahl der pluripotenten Stammzellen abnimmt.

Indikationen für die Mikrofrakturierung stellen insbesondere kleine fokale Defekte (> 1,5 cm²) dar.

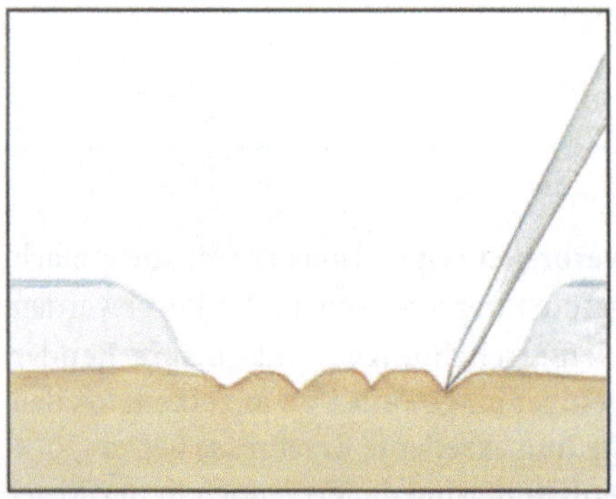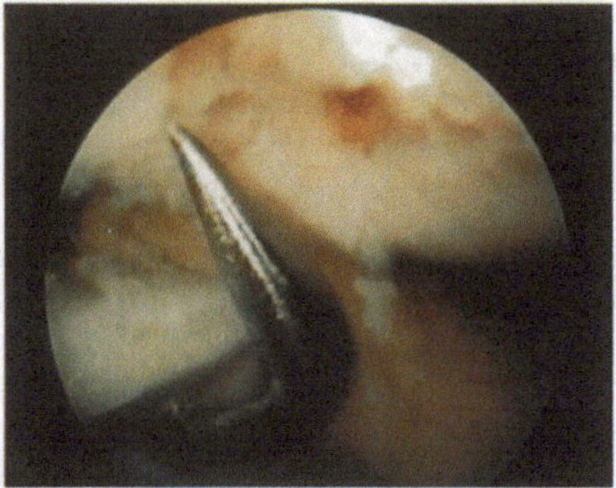

Abb. 1. Schema und arthroskopische Durchführung einer Mikrofrakturierung

Folgende Kontraindikationen sind bekannt:
- Knöcherner Defekt in der subchondralen Grundplatte
- Nicht korrigierte Beinachsenfehlstellung
- Non-Compliance bei der Nachbehandlung
- Erhebliches Übergewicht

Optimale Ergebnisse konnten insbesondere bei jungen Patienten mit kleineren Knorpelläsionen traumatischer Ursache erzielt werden [6].

Fixationstechniken

Traumatische Knorpelabsprengungen können sowohl bei Distorsionsverletzungen als auch bei Kontusionen entstehen. Auch wenn Begleitverletzungen häufig sind, muss eine gleichzeitige Bandruptur nicht zwingend vorliegen. Weitere Faktoren für das Ausmaß der Knorpelverletzung sind neben dem Unfallmechanismus sowohl die Position des Kniegelenkes als auch das Alter des Patienten. Zu unterscheiden sind rein chondrale Abscherfrakturen von den osteochondralen Frakturen mit Beteiligung subchondraler Knochenanteile, wie sie bei Adoleszenten häufiger auftreten.

Von den frischen traumatischen Knorpelverletzungen ist die Ostecochondrosis dissecans (OD) abzugrenzen. Auch wenn die Ätiologie der OD nicht eindeutig geklärt ist und bei vielen Patienten eine frühere Traumanamnese zu erheben ist, so handelt es sich nicht um ein akutes Trauma, sondern um eine Erkrankung mit meist längerem Krankheitsverlauf. Die Refixationstechniken, aber auch die Ergebnisse unterscheiden sich je nach vorliegendem Stadium der OD.

Wenn immer möglich sollte jedoch zunächst die Refixation versucht werden. Die Erhaltung von körpereigenen hyalinen Knorpelgewebe ist wichtig, da die Entfernung der Dissekate oder Flakes zu sehr schlechten Ergebnissen führen, insbesondere bei Defekten über 2 cm². Eine gelungene Refixation ist jedem knorpelwiederherstellenden Verfahren überlegen [8, 9].

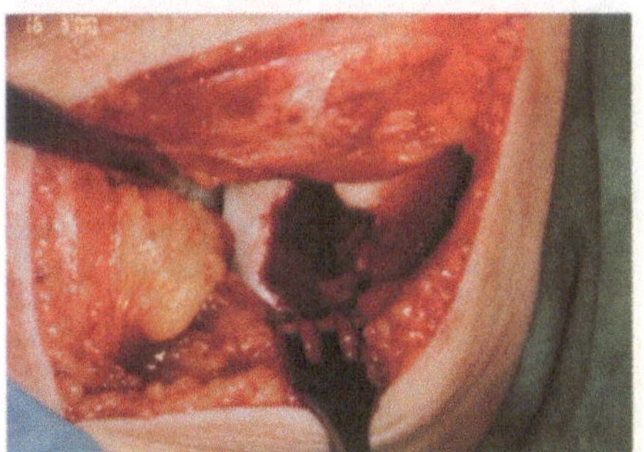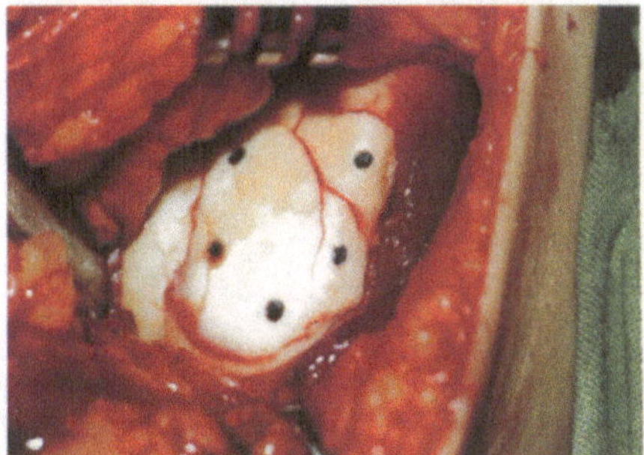

◘ Abb. 2. Refixation eines Knorpelflakes an der lateralen Femurkondyle

Der Erfolg der Refixation ist neben der optimalen Operationstechnik von dem Zustand des Knorpelflakes oder Dissekats abhängig. Weitere Faktoren die das Ergebnis beeinflussen können:

- Alter des Patienten
- Zeitraum zwischen evtl. Trauma und Operation
- Veränderung und Alteration des umgebenden Knorpels
- Qualität der subchondralen Deckplatte bzw. des spongiösen Knochen bei der OD

Verschiedene Refixationstechniken wurden beschrieben. Frische Knorpelabscherungen können arthroskopisch refixiert werden, bei größeren und komplett gelösten Fragmenten oder bei Dissekaten der OD ist meistens eine Arthrotomie notwendig.

Bei frischen, traumatisch abgescherten Flakes kann die Refixation mit bioresorbierbaren Stiften oder Schrauben durchgeführt werden, es handelt sich meistens um Polylactid oder Polyglycolsäurepräparate. Vorteilhaft ist, dass eine Materialentfernung nicht notwendig ist, meistens sind nur sehr kleine Bohrlöcher notwendig die die Oberfläche nicht beschädigen. Metallimplantate, wie kleine AO-Schrauben bieten dafür eine bessere Kompression bei der Fixation. Rückläufige Schrauben oder überstehende Schraubenköpfe können jedoch zu fatalen Knorpelschäden führen.

Bei der OD muss bei losgelösten Dissekat zuerst das sogenannte „Mausbett" sorgfältig präpariert werden. Narben- und Bindegewebe bzw. Reste von Faserersatzknorpel müssen restlos entfernt werden. Die knöcherne Grundplatte muss mit Bohrungen vorbereitet werden um den Sklerosesaum zu durchbrechen. Die Fixation alleine mit resorbierbaren Polylactidstiften durchzuführen ist gefährlich, da die Fixation eines Dissekats im Gegensatz zu dem sehr viel besseren Heilungspotential nach einem Trauma meist zu schwach ist. Eine zusätzliche Refixation mit osteochondralen Stanzzylindern bei der Refixation größerer Flakes ergibt ein sehr viel besseres „Pressfit" und eine stabile Refixation mit nur geringen Versagerquoten (10).

Klinische Ergebnisse

Die Ergebnisse der Fragmentrefixation nach Trauma bzw. bei OD sind von vielen Faktoren abhängig die oben schon beschrieben wurden.

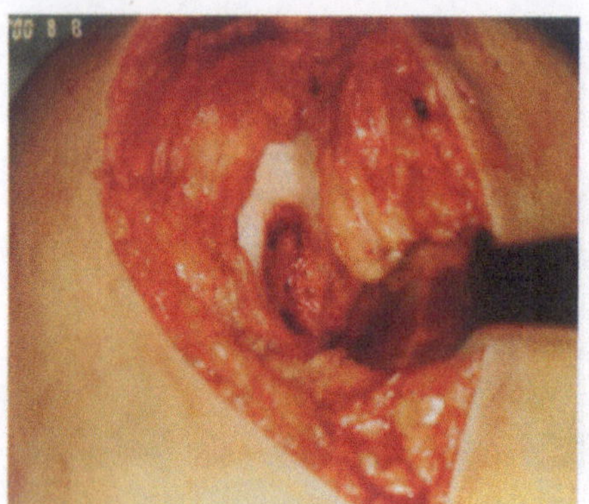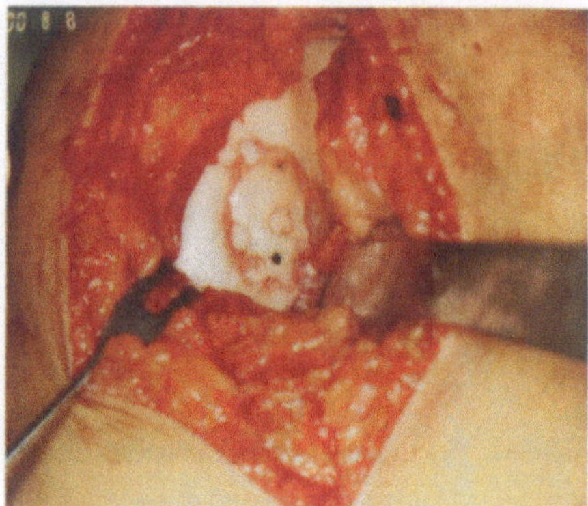

Abb. 3. Refixation eines Dissekats mit Osteochondralen Stanzzylindern

In bezug auf die Lokalisation lässt sich jedoch sagen, dass die Ergebnisse der Refixation an der lateralen Femurkondyle schlechter sind als an der medialen Femurkondyle oder an der Patella. Die Erfolgsraten bei der Refixation liegen etwa bei 80 bis 90 % in der Literatur (11-13). Diese guten Ergebnisse am Kniegelenk unterstreichen nochmals die Wichtigkeit den Versuch zu unternehmen ein Dissekat oder Fragment zu refixieren.

Sekundäre Behandlungstechniken

Transplantation osteochondraler Stanzzylinder (OCT)

Der Transfer osteochondraler Stanzylinder aus wenig oder nicht belasteten Arealen des Kniegelenks in einen Knorpeldefekt kann durch Arthrotomie, in geeigneten Fällen auch arthroskopisch erfolgen. Entnahmestellen sind der laterale oder mediale Rand an der kranialen Femurkondyle oder die Notchregion. Die Indikation zur OCT ist in bezug auf die Defektgröße bei Defekten zwischen 1 und 3 cm² gegeben, größere Defekte können nicht therapiert werden, da die Zahl der autologen Spenderzylinder begrenzt ist.

Vorteile dieser Technik sind:

- Transfer von dreidimensionalem intaktem Gewebe (hyalines Knorpelgewebe, intakte Tidemark, subchondrale Knochenplatte und Knochen)
- Einzeitige Operation, evtl. arthroskopisch durchführbar
  Nachteile sind:
- Limitierung durch die Zahl der Stanzzylinder
- Keine Langzeitergebnisse über das resultierende Mischgewebe aus hyalinem Knorpel und Faserersatzgewebe zwischen den Stanzzylindern
- Keine glatte Oberfläche
- Probleme an den Entnahmestellen

Die Transplantation osteochondraler Stanzzylinder ist eine technisch anspruchsvolle Operation, die Lokalisation der Entnahmestellen und die Größe der Stanzzylinder spielen eine Schlüsselrolle. An der Empfängerstelle ist die Deckung des Defekts, die mechanische Stabilität und die Plazierung der Zylinder kritisch. Der Durchmesser der Zylinder, die Entnahmetechnik und die biomechanische Belastung sind wesentlich für das Überleben des Knorpelgewebes. Viele Fragen sind noch ungelöst, die klinischen Ergebnisse sind nur schwer miteinander vergleichbar.

Experimentelle Ergebnisse gibt es über die Größe der verwendeten Stanzzylinder. Der Einfluss der Stanzzylindergröße auf die Defektheilung an der Entnahmestelle aus der Trochlea wurde am Tiermodell untersucht [14]. 2,7 mm große Stanzzylinder hinterlassen nach 3 Monaten eine kongruente Oberfläche, die Defekte sind mit Faserersatzgewebe vollständig aufgefüllt, degenerative Veränderungen im femoropatellaren Gleitlager wurden nicht beobachtet. Auch bei 4,5 mm Stanzzylindern wurden die Defekte vollständig aufgefüllt ohne arthrotische Veränderungen. Bei Defekten von 6,5 mm kam es nur zu einer inkompletten Heilung der Defekte, degenerative Veränderungen an der gegenüberliegenden Gelenkfläche der Patella waren schon nach 3 Monaten zu beobachten.

Auch muss die Knorpelfläche des eingebrachten Stanzzylinders mit der Umgebung kongruent sein [15]. Überstehende Stanzzylinder werden bei der Vollbelastung zerstört. Zu tief eingebrachte Stanzzylinder sind funktionslos, Faserersatzgewebe bildet sich in den verbleibenden Lücken. Das Einbringen der Stanzzylinder ist bei den konvexen oder konkaven Gelenkflächen jedoch meistens nicht ganz exakt möglich.

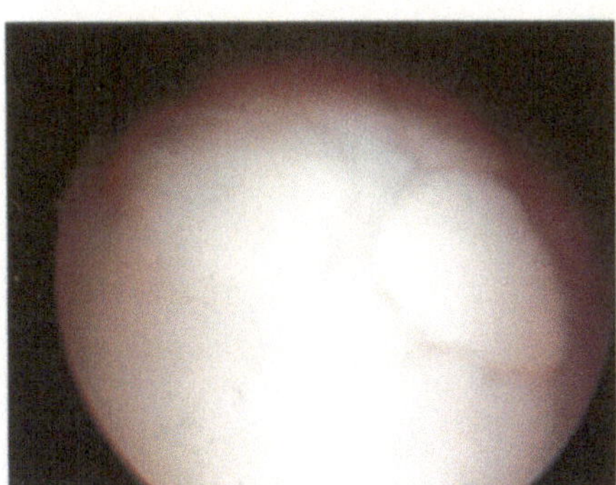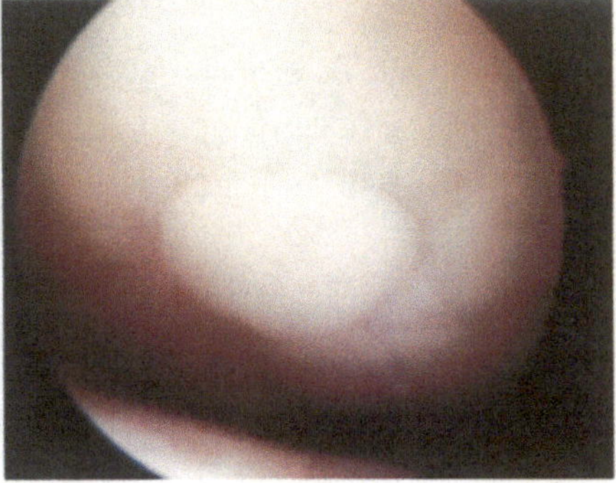

■ **Abb. 4. Defektdeckung mit 4,5 mm Stanzzylindern, Arthroskopische Kontrolle nach 1 Jahr**

Für die Transplantation wird als optimale Größe der Zylinder ein Durchmesser von
4,5–6,5 mm angesehen [14]. Kleinere Durchmesser sind an der Implantationsstelle zu
zerbrechlich. Größere Durchmesser haben die oben schon beschriebenen Probleme an
der Entnahmestelle, auch eine konvexe oder konkave Oberfläche kann nur schlecht
rekonstruiert werden.

Über die Technik der Gewinnung der Stanzzylinder gibt es verschiedene Ansichten. Bei histologischen Untersuchungen konnte jedoch nachgewiesen werden, das die
Vitalität der Zellen im Grenzbereich bei den manuell entnommenen Stanzzylinder
deutlich höher ist (80 %) im Gegensatz zu den Chondrozyten aus den Rändern der
Stanzzylinder bei maschineller Entnahme. Die Ursache dürfte in der Hitzentwicklung
liegen, die trotz sorgfältiger Kühlung zu thermischen Nekrosen führt.

Unter Berücksichtigung der obengenannten Vorbehalte sind die klinischen Ergebnisse bei verschiedenen Autoren recht gut. Bei geeigneter Indikation werden bei klinischen Nachuntersuchungen gute bis sehr gute Ergebnisse in bis zu 91 % der Fälle angegeben, verbunden mit nur sehr geringen degenerativen Veränderungen an der Entnahmestelle [13–16].

Autologe Chondrozytentransplantation (ACT)

Für die Behandlung größerer Knorpeldefekte (3–14 cm²) stellt die autologe Chondrozytentransplantation die einzige erfolgversprechende Behandlungsmöglichkeit dar.

Auch stellt die ACT die erste klinische Anwendung des „tissue engeneering" in der
Unfallchirurgie und Orthopädie dar.

Die klinischen Ergebnisse hängen jedoch ab von der Einhaltung der Indikationsrichtlinien wie sie in den vorherigen Kapiteln schon aufgeführt wurden:

- Altersgrenze 50 Jahre
- Umschriebene Knorpeldefekte > als 3 cm
- Keine Osteoarthrosezeichen
- Stabile Gelenkverhältnisse
- Erhaltener Meniskus
- Defekttiefe < 7 mm
- Keine gegenüberliegende Knorpeldefekte (Kissing defects)
- Keine Achsenfehlstellung des Gelenkes

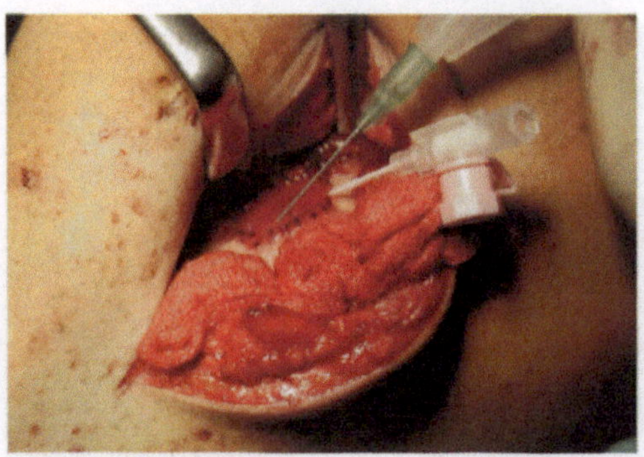

Die größten Erfahrungen mit dieser Behandlungstechnik hat die schwedische Arbeitsgruppe von Peterson et. al., welche diese Methode bei mehr als 1000 Patienten angewandt haben. Aber auch im übrigen Europa und den USA wurde die ACT an vielen größeren Zentren erprobt und Erfahrungen wurden gewonnen [17–20].

Peterson berichtete über die klinischen Ergebnisse von 94 Patienten mit einem mittelfristigen Nachuntersuchungszeitraum von 2–9 Jahren. 98 % der Patienten konnten nachuntersucht werden, die Defektgröße betrug im Durchschnitt 4,5 cm². Die Nachuntersuchung beinhaltete im wesentlichen die klinischen Ergebnisse, die Auswertung erfolgte durch verschieden Scores (Cinncinati, Tegner und Lysholm).

Die Ergebnisse wurden unterteilt nach Lokalisation, Ursache oder auch nach Kombinationsoperationen (Tab. 1). Die guten bis sehr guten klinischen Ergebnisse schwankten von 92 % bei den isolierten Femurkondylendefekten bis zu 67 % bei der Gruppe mit mehreren Läsionen.

Tab. 1. ACT Ergebnisse aufgeführt nach Defektlokalisation

Ursache	Patienten	Ergebnisse
Isolierte Defekte der Femurkondylen	25	24 x gut / sehr gut
Defekte der Femurkondylen ACL – Ersatzplastik	16	12 x gut / sehr gut
Multiple Defekte	16	9 x gut / sehr gut
OD	18	16 x gut / sehr gut
Patella	19	11 x gut / sehr gut
Total	94	72 x gut / sehr gut

65 ACT Patienten konnten nach der OP arthroskopiert werden. 53 Patienten zeigten eine gute Auffüllung der Defekte mit guter Anheftung an den Knochen und guter Einheilung zu dem umgebenden Knorpel („bonding"). Die übrigen 12 Patienten zeigten entweder eine Hypertrophie des Periostlappens, keine vollständige Auffüllung oder ein schlechtes „bonding". Die Festigkeit des Ersatzgewebes wurde arthroskopisch mechanisch untersucht. Die Messungen korrelierten eng mit den histologischen Ergebnissen die durch Biopsien gewonnen wurden. Histologisch fanden verschiedene Untersucher bei den 33 Biopsien bei 70 % hyalinartiges Gewebe. Bei den übrigen 30 % fand sich eine Kombination aus Faserersatzgewebe [19].

Aber auch andere Untersucher fanden ähnliche Ergebnisse, bei verschiedenen Nachuntersuchungen fanden sich bei 84–91 % der Patienten gute bis exzellente klinische Ergebnisse.

Die ACT ist eine aufwendige und teure Behandlungsmethode, sie ist jedoch bei geeigneter Indikation eine sichere, effektive und nachvollziehbare Methode zur Behandlung insbesondere großer Knorpeldefekte.

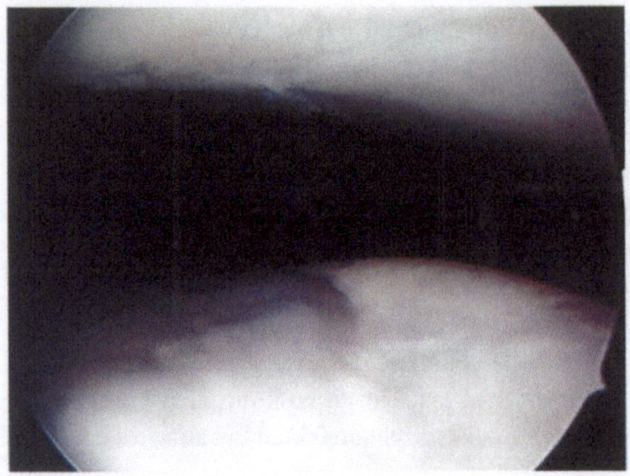

⬦ **Abb. 6.** Defektauffüllung 1 Jahr nach ACT

Zusammenfassung

Bei all diesen verschiedenen Ergebnissen wird deutlich, dass der klinische Behandlungserfolg wie Verringerung der Schmerzen und Verbesserung der Funktion mit dem histologischen, biochemischen oder biomechanischen Nachweis einer gelungenen operativen Behandlung nicht korrelieren muss.

Nachuntersuchungen sind wichtig um den Benefit verschiedener Knorpelrekonstruktionen zu dokumentieren und auch werten zu können. Prospektive und randomisierte Studien sind eigentlich notwendig, aber dies ist sehr schwierig da die Art und Ursache der Knorpeldefekte, der Zeitraum zwischen Unfall und Operation, die Versorgung und auch die operativen Behandlungstechniken sehr variieren.

Trotzdem muss es das Ziel sein Langzeitverläufe vielleicht sogar lebenslange Verläufe zu dokumentieren und zu vergleichen. Es ist deshalb notwendig die gleichen Nachuntersuchungen bzw. Scores zu verwenden. Für die Beurteilung von Gelenkknorpel eignet sich der ICRS-Score [20] am besten.

Des weiteren benötigen wir qualitativ hochwertige MR Untersuchungen mit speziellen knorpelsensitiven Sequenzen. Wie schon in einem anderen Kapitel beschrieben, ist das MR in der Lage Knorpeldicke, Einheilung, Ersatzgewebe oder sogar Ausreifungsgrad des Knorpelgewebes bestimmen zu können

Standard ist jedoch die Arthroskopie als sogenannte second look Dokumentation. Insbesondere bei deutlicher Beschwerdelinderung ist es jedoch manchmal schwer den Patienten zu einer second look Arthroskopie zu überreden.

Auch wenn die rechtliche Situation insbesondere in Deutschland noch nicht geklärt ist, histologische Biopsien sind notwendig um die Qualität des Ersatzgewebes beurteilen zu können. Noch wichtiger ist jedoch die Überprüfung der biomechanischen Belastbarkeit des entstandenen Gewebes. Erste Geräte, die arthroskopisch die Steifheit des Gewebes messen sind verfügbar, die Ergebnisse bleiben jedoch noch abzuwarten.

Literatur

1. Harwin. Arthroscopic Debridement for Osteoarthritis of the Knee: Predictors of Patient Satisfaction. Arthroscopy (15): 142–142, 1999.
2. Galindo E Merchan E. Arthroscope-Guided Surgery Versus Nonoperative Treatment for Limited Degenerative Arthritis. Arthroscopy 9: 663–667, 1993.
3. Hubbard M. Articular Debridement Versus Washout for Degeneration of the Medial Femur Condyle. J Bone Joint Surg 78B(5): 217–219, 1996.
4. Pridie AH. The method of Resurfacing Osteoarthritic Joints. J Bone Joint Surg 41-B: 618–623, 1959.
5. Shepard N Mitchell N. The Resurfacing of adult rabbit articular cartilageby multiple perforations through the subchondral bone. J Bone Joint Surg 58-A: 230–233, 1976.
6. Yasukawa Y Akizuki S. Does Arthroscopic ArthroplastyPromote Cartilage Regeneration in Osteoarthritis Knees with Eburnation? A Prospective Study of Hihg tibial Osteotomy with Abrasion Arthroplasty versus High Tibial Osteotomy Alone. Arthroscopy 13: 9–17, 1997.
7. Steadman R Rodrigo J Silliman J Blevins F. Treatment of Articular Cartilage Defects in Athletes: An Analysis of Functional Outcome and Lesion Appearance. Orthopedics 21(7): 761–768, 1998.
8. Garcia M Cuso X Cugat R. A Historical Review and tretment with Cannulated Srews. Arthroscopy 9(6): 675–684, 1993.
9. Pagnani M Anderson A. Osteochondrits Dissecans of the Femoral Condyles. Long term results of excision of the fragment. Am J Sports Med 25 (6): 830–834, 1997.
10. Shino K. Nakata K. Fixation of unstable osteochondritis dissecans lesions with osteochondral plugs. ICRS Newsletter Got.Is.: 9–11, 2000.
11. Ciardullo A Giron F Ponteggia F Aglietti P. Results of Arthroscopic Excision of the Fragment of osteochondritis Dissecans of the Knee. Arthroscopy 17(7): 741–746, 2001.
12. Sagastibelza J Lopez Blasco JJ Grande M Zuniga JJR. Arthroscopic use of the Herbert Screw in osteochondritis dissecans of the kne. Arthroscopy 9: 668–670, 1993.
13. Mascia A Miniaci A Berlet GC. Treatment of unstable osteochondritis disscan lesions of the knee using autogenous osteochondral grafts (mosaicplasty). Arthroscopy 15: 312–316, 1999.
14. Evabs P Pearce S Clarnette R Miniaci A Hurtig M. The effect of graft size and number of the outcome of mosaic arthroplasty resurfacing: An experimental model in sheep. Arthroscopy Association North America 18: 16–17, 1999.
15. Hurtig MB Clarnette R Kalra M Cowan B Pearce SG. An investigation of 2 techniques for optimizing joint surface congruency using multiple cylindrical osteochondral autografts. Arthroscopy 17: 50–55, 2001.
16. Kish G Karpati Z Hangody L. Mosaicplasty for the treatment of articular Cartilage defcts: Application in clinical Practice. Orthop 21: 751–755, 1998.
17. Haugegaard M and Vibe-Hansen H Lundsgaard C. Treatment of cartilage defects with autologous chondrocyte transplantation- preliminary results. Acta Orthop Scand 2(69): 11–11, 1998.
18. Caterson B Evans E Asthon B Roberts S Richardson. Repair of human articular cartilage after implantation of autologous chondrocytes. J Bone Joint Surg 81B: 1064–1068, 1999.
19. Minas T Brittberg M Nilsson A Jansan E Lindahl A Peterson L. Two to Nine Year Outcomes After Autologous Chondrocyte Transplantation of the Knee. Clin Orthop Rel Res 374: 212–234, 2000.
20. Brittberg M. ICRS Clinical Cartilage Injury Evaluation System 2000. Third ICRS Meeting, 2000. Stockholm

IV Konservative Therapie

Kapitel 10   Konzepte der konservativen Therapie

Pia Janßen

Konservative Maßnahmen sind bei der Behandlung von generalisierten Gelenkknorpelschäden sehr wirkungsvolle therapeutische Möglichkeiten. Beschwerde- und befundabhängig steht eine vielfältige Auswahl von medikamentösen und nicht-medikamentösen Verfahren zur Verfügung. Die einzelnen Therapieformen können sich in bestimmten Kombinationen in ihrem Wirkungsspektrum ergänzen.

Primäres Therapieziel ist die Schmerzlinderung. Zudem sollten die Behandlungsmaßnahmen zu einer Verbesserung der Gelenkfunktion im Sinne des Bewegungsausmaßes, der Stabilisation und funktionellen Belastung beitragen. Wünschenswert wäre eine Verminderung der Progredienz der Knorpelschädigung, wenn möglich sogar eine Regeneration der geschädigten Gelenkanteile.

Im Folgenden soll ein Überblick über einige der aktuellen Therapiemöglichkeiten gegeben werden. Aufgrund der großen Anzahl vielfältigster Behandlungsansätze darf keine Vollständigkeit erwartet werden. Anwendungshäufigkeit und Dokumentation der Ergebnisse waren entscheidende Auswahlkriterien der angeführten Therapieverfahren.

Konservative Therapiemöglichkeiten

- Allgemeine Maßnahmen
- Physikalische Therapie
- Physiotherapie
- Orthopädietechnik
- Pharmakotherapie

Allgemeine Maßnahmen

Die sogenannten allgemeinen Maßnahmen erfordern keine therapeutische Hilfestellung im eigentlichen Sinne. Sie betreffen den Patientenalltag und sind allgemeiner Natur. Eine differenzierte Darlegung des Krankheitsbildes, der Pathologie und ihrer Konsequenzen samt Interventionsmöglichkeiten auch im Patientenverhalten erscheint unverzichtbar.

Gewichtsreduktion

Adipositas zählt zu den eindeutigen Risikofaktoren der Arthrose. Bei einem BMI (body mass index) von 30–35 besteht für Männer ein 4,8-fach höheres Risiko an Gonarthrose zu erkranken als mit einem BMI < 25. Bei Frauen beträgt das entsprechende Risiko das 4-fache. Eine Gewichtsreduktion um etwa 5 kg vermindert sowohl das Risiko einer klinisch relevanten Arthrose als auch der symptomatischen Beschwerden um ca. 50 %.

Sportliche Belastung

Hyaliner Knorpel ist bradytrophes Gewebe, dass zu seiner Ernährung Gelenkbewegung aber auch adäquate Kompression benötigt. Ohne ausreichende physiologische Belastung des Gelenkes kommt es zu einer verminderten Synthese der Matrixproteine, einer Zunahme des Wassergehalts und damit zu einer zunehmenden Schädigung der Knorpelflächen. Über die Struktur einer optimale Belastung bzw. Bezüglich der Intensität gibt es bis heute keine definitiven Aussagen. Faktoren wie Körpergewicht, Achsfehlstellung, Instabilität, stattgefundene operative Eingriffe etc. beeinflussen die individuellen Gegebenheiten und Möglichkeiten in entscheidendem Maße.

Selbstredend können dem Patienten Sportarten mit geringer und gleichmäßiger Gelenkbelastung (z. B. Radfahren, Schwimmen, Aquajogging) empfohlen werden. Untersuchungen zeigen, dass auch Walking zu keiner Aktivierung des Arthroseprozesses führt, die Belastung des Gelenkes jedoch mit der Gehgeschwindigkeit zunimmt. Eine gezielte Kräftigung der Oberschenkelmuskulatur, durchgeführt in Kleingruppen und unter Anleitung, verbesserte die Beschwerdesymptomatik von Gonarthrosepatienten deutlich.

Abgeraten werden muss von Sportarten mit Sprungbelastungen, abrupten Drehbewegungen sowie häufig sich änderndem Bewegungsmuster.

Physikalische Therapie

Domäne der physikalischen Maßnahmen ist die Schmerzlinderung sowie die Verbesserung der Durchblutung, des Stoffwechsels und eine Tonusnormalisierung der Muskulatur.

Folgende Maßnahmen stehen zur Verfügung:

Kryotherapie

Oberflächliche Kälteanwendung führt zu einer Herabsetzung der peripheren Erregbarkeit und Nervenleitgeschwindigkeit und verursacht damit eine Erhöhung der Schmerzschwelle. Sie bewirkt bei Behandlungszeiten um 20 min. eine Detonisierung der gelenkumgreifenden Muskulatur. Im Vergleich zur Placeboelektrotherapie verbessert eine Eisbehandlung von Akupunkturpunkten signifikant die Beschwerdesymptomatik, Gehstrecke und Muskelkraft.

Als Kontraindikationen für Eisbehandlung gelten Kälteüberempfindlichkeit, Raynaud-Syndrom, arterielle und venöse Durchblutungsstörung und schwere Herz-Kreislauferkrankungen.

Wärmetherapie

Wärmebehandlung führt zu einer Senkung des Muskeltonus und Anhebung der Schmerzschwelle. Die Mehrdurchblutung der oberflächlichen Gewebsschichten verbessert zudem die Dehnbarkeit des Bindegewebes und fördert so die Wirksamkeit anderer Behandlungstechniken. Bei der Arthrosebehandlung kann die Wärmetherapie begleitend zu Maßnahmen der Physiotherapie im Bereich der gelenkübergreifenden Muskulatur oder segmental angewandt werden. Eine Indikation für eine direkte Applikation am Gelenk besteht nicht.

Elektrotherapie

Verschiedene Stromformen beeinflussen ebenfalls die Durchblutung, den Stoffwechsel und das Schmerzgeschehen. Die Anwendung von Gleichstrom (Galvanisation) erhöht im Bereich der Anode das kritische Membranpotential der Schmerzrezeptoren und wirkt somit analgisierend. Interferenzströme zeigen denselben schmerzlindernden Effekt indem sie die Zellen in einem Dauerpolarisierungszustand halten und für Schmerzreize desensibilisieren. Nach neueren Studien kann durch Elektrostimulation ebenfalls klinisch eine signifikante Besserung der Schmerzsymptomatik erzielt werden. Auch die Anwendung von transkutaner elektrischer Nervenstimulation (TENS) zeigt im Vergleich mit einer Placebotherapie eine signifikante Besserung der Beschwerden. Keine signifikante Verbesserung zeigte sich dagegen im Vergleich mit Eismassagebehandlung [21].

Ultraschall

Das Prinzip der Ultraschallbehandlung beruht auf zwei Wirkungsmechanismen. Die Umwandlung der Schall- in Reibungsenergie initiiert eine Vasodilatation und Wärmeanstieg im umliegenden Gewebe. Die mechanischen Longitudinalwellen verursachen einen permanenten Druckwechsel im Gewebe, der als mechanische Mikrovibration wirkt. Der therapeutische Effekt dieser „Mikromassage" ist jedoch bislang umstritten. Für Patienten mit Gonarthrose scheint die Ultraschalltherapie keinen Vorteil gegenüber einer Placebo-Anwendung zu haben.

Pulsierende elektromagnetische Felder (PEMF)

Theoretischer Hintergrund ist die Annahme, dass körpergleiche Ströme und Felder im Organismus erzeugt werden, die durch definierte Amplituden und Frequenzen in der Lage sind, optimale Resonanzen im Körper auszulösen. Die ausgelösten biologischen Prozesse bewirken eine Durchblutungsförderung, Aktivierung des Immunsystems und beschleunigen die Heilung und Regeneration von geschädigtem Gewebe, wie zum Beispiel Wunden, Sportverletzungen, Verbrennungen aber auch Knorpelschäden. Die Wirksamkeit dieser Methode wird jedoch kontrovers diskutiert. In einigen Untersuchungen fand sich eine kurzfristige Besserung der Beschwerdesymptomatik. Im Follow-up nach 1 Monat war jedoch keine signifikante Besserung hinsichtlich Schmerz und Alltagsaktivität mehr nachweisbar. In einer Metaanalyse zeigte sich bei einem Vergleich von 37 Studien mit insgesamt 3379 Patienten mit Erkrankungen des Bewegungsapparates keine signifikante Verbesserung der Beschwerdesymptomatik unter Therapie mit PEMF [15].

Physiotherapie

Die Krankengymnastik oder Physiotherapie weist ein breites Spektrum von Techniken und Vorgehensweisen auf. Individueller Befund und aktuelle Beschwerdesymptomatik bestimmen die adäquate Behandlungsstrategie. Schmerz, Schwellung, eingeschränkte Beweglichkeit und Instabilität des Gelenkes aber auch Kompensationsmechanismen in angrenzenden Funktionseinheiten und ein verändertes Gangbild sind mögliche Therapieziele.

Viele Studien zeigen einen positiven Effekt der Physiotherapie auf Schmerz, Gelenkfunktion, Mobilität und Gehleistung. Eine Kombination von Manueller Therapie und Kräftigungsübungen unter Aufsicht zeigte eine deutliche Verbesserung der Gehstrecke und der Beschwerdesymptomatik. Die positiven Effekte waren auch noch ein Jahr später nachzuweisen. Nur 5 % der behandelten Patienten benötigten einen alloplastischen Gelenkersatz, während in der Kontrollgruppe zum gleichem Zeitpunkt 20 % mit einer Endoprothese versorgt wurden [2].

Die gelenknahe Intervention betrifft anatomische Strukturen wie Knorpel und Kapsel-Bandapparat. Sie zielt auf eine Schmerzlinderung und Verbesserung der Gelenkbeweglichkeit sowie des Gelenkspiels. Die Manuelle Therapie umfasst passive Gelenktechniken wie Separation, Traktion, tangentiales Gleiten aber auch Kompression und oszillierende Bewegungen. Hubfreies und hubarmes Bewegen, passiv oder aktiv-assistiv ausgeführt oder auch dosiertes isometrisches Anspannen und Entspannen der gelenkübergreifenden Muskulatur sind ebenfalls geeignete Maßnahmen obiger Zielsetzung.

Die gelenkübergreifende Muskulatur dient der Bewegung und der funktionellen Stabilisation des Gelenks. Gut entwickelte und geschulte Muskulatur entlastet das Gelenk. Verkürzte Muskulatur vermindert Ausmaß und Qualität der Gelenkbewegung. Kontrakturen erhöhen den Binnendruck und damit die Belastung des Gelenks.

Physiotherapeutische Maßnahmen zur Entspannung und Dehnung der Muskulatur beruhen sowohl auf dem mechanischen als auf dem neurophysiologischen Wirkungsmechanismus. Aus der Vielzahl der Möglichkeiten seien beispielhaft das Längs- und Querdehnen, die Postisometrische Relaxation (PIR), die Muskelenergietechniken (MET) und bestimmte Formen der Propriozeptiven Neuromuskulären Faszilitation (PNF) angeführt.

Atrophierte Muskulatur erhöht ebenfalls die Gelenkbelastung und begünstigt Schmerz und Gelenkentzündung. Eine Schwäche der Quadrizepsmuskulatur stellt sich bei entsprechendem Gelenkschaden schon frühzeitig ein und führt zu einer Störung der funktionellen Belastungssituation. Folge der unphysiologischen Belastung ist eine Störung des biochemischen Gleichgewichts der Knorpelmatrix und damit eine zunehmenden Knorpelschädigung. Selmenda konnte zeigen, dass die Quadrizepshypotrophie auch bei radiologisch manifester Arthrose mit vollständiger Beschwerdefreiheit auftritt. Dieses Phänomen ist am ehesten mit einer arthrogenen Inhibition zu erklären.

Eine deutlich verbesserte Kraftausdauerleistung der Kniestreckmuskulatur korreliert hingegen mit einer signifikanten Reduktion der Beschwerdesymptomatik (26). Ähnliche Ergebnisse zeigt ein progressives Krafttraining mit Gonarthrosepatienten. Kraftausdauer und Maximalkraft verzeichneten einen Zuwachs von 35 %. Eine Schmerzreduktion führten 90 % der Teilnehmer an. Ein dosiertes und zielgerichtetes Kraft- und Muskelaufbautraining erscheint zwingend notwendig. Auf die verschiedenen Trainingsformen und apparativen Möglichkeiten soll hier nicht näher eingegangen werden.

Die Relevanz der koordinativen Fähigkeiten in ihrer Gesamtheit gewinnt auch für das angesprochene Klientel zunehmend an Bedeutung. Der Bestand wissenschaftlicher Untersuchung ist leider noch gering. So wurde ein direkter Zusammenhang zwischen Gleichgewichtsvermögen und Gangbild aber nicht zwischen Balance und Kraft nachgewiesen.

Die Schulung der Wahrnehmung und des Bewegungsgefühls, Propriozeptoren- und Beinachsentraining sowie die Gangschulung sind elementare Bestandteile eines Koordinationstrainings im physiotherapeutischen Sinne. Instabile Unterstützungsflächen wie Kreisel, Balance Pad, Minitrampolin, Schaukelbrett u. ä. destabilisierende Momente über bsw. Ball und Theraband oder nur das Schließen der Augen sind effektive therapeutische Hilfsmittel.

Orthopädietechnik

Dämpfendes Schuhwerk

Durch Pufferabsätze kann die Gelenkbelastung deutlich reduziert werden. Eine signifikante Beschwerdelinderung durch eine Schuhversorgung mit dämpfender Sohle lässt sich nachweisen. Viskoelastische Ferseneinlagen führen zu einer Reduktion der Stoßbelastung um ca. 40 %. Erwartungsgemäß findet sich beim Gehen mit hohen Absätzen eine stark vermehrte Belastung der medialen und retropatellaren Gelenkfläche mit erhöhtem Risiko eine Arthrose auszubilden [8].

Schuhranderhöhung

Die Behandlung einer medialen oder lateralen Arthrose mit Schuhranderhöhungen ist in der Praxis üblich. Bei initaler medialer Gonarthrose zeigt sich eine Verbesserung der subjektiven Beschwerdesymptomatik bei Schuhaußenranderhöhung. Es konnte jedoch kein Effekt auf den Verlauf der Arthrose festgestellt werden [19]. Auch findet sich keine signifikante Besserung der Beschwerdesymptomatik bei fortgeschrittener Arthrose, so dass die Behandlungsempfehlung nur für die initale Gonarthrose ausgesprochen werden kann.

Orthesen

Bei medialer Gonarthrose kann eine Behandlung mit valgisierender Kniegelenksorthese eine Beschwerdelinderung bewirken. Allerdings stellt sich die Bewertung des Einsatzes von Orthesen in der Arthrosebehandlung eher uneinheitlich dar. Zum einen konnte eine Verbesserung des Gangbildes und des Abrollverhaltens nachgewiesen werden. Andererseits wird die Wirkung von Orthesen auf die Proprioception und die Verbesserung des Gangbildes als eher gering eingeschätzt.

Einig ist man sich dagegen, dass bei inoperablen Patienten mit starken Beschwerden und Instabilitätszuständen eine Orthesenversorgung das Mittel der Wahl darstellt. In diesen Fällen ist eine individuelle Anpassung wünschenswert.

Gehstützen

Für eine positive Wirkung von Gehstützen in der Behandlung der Gonarthrose finden sich in der Literatur kaum Belege. Bei Patienten mit Coxarthrose konnte beim Tragen eines Gehstockes auf der kontralateralen Seite eine deutliche Gelenkentlastung des betroffenen Gelenkes nachgewiesen werden [12]. Wahrscheinlich ist, dass diese Untersuchung auf die gesamte untere Extremität zu übertragen ist. Sinnvoll ist es Gehstützen in der Behandlung der aktivierten Gonarthrose einzusetzen, da hier eine Entlastung in Kombination mit einer entsprechenden medikamentösen Therapie erfahrungsgemäß eine schnelle Besserung der Beschwerdesymptomatik erwirkt. Ob ein positiver Effekt bei ständiger Anwendung zu beobachten wäre ist nicht zu sagen.

Medikamentöse Therapie

Die medikamentösen Möglichkeiten einer suffizienten Therapie eines Gelenkknorpel-schadens sind sehr begrenzt. Als Ziele der medikamentösen Behandlung stehen die Schmerzlinderung und die Entzündungshemmung im Vordergrund. Die derzeit durch-geführte Pharmakotherapie ist dementsprechend auf die symptomatische Behandlung der Beschwerden gerichtet. Wünschenswert wäre die Möglichkeit, über eine medika-mentöse Therapie ein Aufhalten der degenerativen Veränderungen des Gelenkknor-pels zu erwirken oder gar einen Wiederaufbau der Knorpelmatrix zu erreichen. Ge-genwärtig existieren jedoch keine klinischen Studien, die zeigen konnten, dass eine medikamentöse Therapie morphologisch erkennbare Knorpelschäden verhindern kann. Es steht jedoch außer Frage, dass die Forschungsanstrengungen in diese Richtung ge-hen.

Wie im vorangegangen Abschnitt soll ein Überblick über die zur Zeit zur Verfügung stehenden Therapiemöglichkeiten gegeben werden. Auf Grund der großen Anzahl der möglichen Therapieverfahren darf hierbei ebenfalls keine Vollständigkeit erwartet werden. Bei der Auswahl der entsprechenden Therapieverfahren wurde wie oben Wert auf Anwendungshäufigkeit und Dokumentation der Ergebnisse gelegt.

Eine Einteilung der zur Zeit zur Anwendung kommender Medikamente erfolgt ent-sprechend ihres Wirkungsspektrums.

Pathologie des Knorpelschadens

Der Gelenkknorpel besteht aus hyalinem Knorpel, der sich im wesentlichen aus Knorpel-matrix und Chondrozyten zusammensetzt. Hauptbestandteil der Knorpelmatrix sind spezielle Proteoglykane, Kollagene und Wasser. Das Zusammenwirken dieser einzel-nen Komponenten ist essentiell für die Aufrechterhaltung der viskoelastischen Eigen-schaften des Gelenkknorpels. Ähnlich dem Prinzip einer Feder verformt sich der Knor-pel unter Belastung, um nach Belastungsende seine Ausgangsform wieder einzunehmen. Dies wird ermöglicht durch ein empfindliches Gleichgewicht zwischen Proteoglykanen und den Kollagenfibrillen. Glukosaminoglykane aggregieren durch Anheftung an Hyaluronan zu einem Makromolekül, dem Aggrekan. Aggrekan erzeugt auf Grund sei-ner starken negativen Ladung einen hohen osmotischen Quellungsdruck. Diesem Druck wird ein Widerstand entgegengesetzt, den das dehnungsresistente Fasernetz der Kol-lagenfibrillen gegenüber dem Wassereinstrom aufbaut.

Es ist erwiesen, dass der initiale Knorpelschaden durch die Störung dieses bioche-mischen Gleichgewichts entsteht und nicht etwa durch biomechanische Abnutzung [3]. Auf unphysiologische Belastung reagiert der Chondrozyt mit gesteigerter Synthese-leistung und Expression von Proteoglykanen. Diese können jedoch nicht in der beste-henden Knorpelmatrix angereichert werden, so dass es zu einer Zunahme der Wasser-bindungskapazität ohne Zunahme des Fasernetzwiderstandes kommt. Zusätzlich werden Proteoglykane aus der Matrix durch kolagenlytische Aktivität der Chondrozyten ausgelöst. Es kommt zu einer Störung des beschriebenen Gleichgewichts mit Zunahme des Wassergehalts und Lockerung des Fasernetzes. Man nimmt an, dass diese chondro-genen (intrinsischen) Signale eine extrinsische Einmischung der Synoviozyten durch Ausschüttung von Entzündungsmediatoren (Interleukin-1 und Tumornekrosefaktor-α) induzieren. Damit beginnt die progrediente Destruktion des Gelenkknorpels.

Hauptsächlich angewandte Arzneimittel zur Behandlung des Gelenkknorpelschadens sind derzeit:

- Analgetika
- Nichtsteroidale Antiphlogistika (NSAR)
- Glukokortikoide
- SADOA (slow acting drugs in osteoarthritis)
- Sonstige

Analgetika

Die bisherige Einteilung der Analgetika in peripher wirkende und zentral wirkende Analgetika kann nach neueren Erkenntnissen so nicht mehr beibehalten werden. Es hat sich gezeigt, dass antipyretisch wirkende Analgetika wie Phenazon und seine Derivate oder auch Anelinderivate im zentralen Nervensystem eine Dämpfung der Schmerzempfindung bewirken. Anderseits scheinen auch höhere Dosen von Morphin eine direkte Wirkung an den Nozizeptoren entfalten zu können.

Paracetamol

Als Mittel der ersten Wahl zur Behandlung der Arthrose typischen Beschwerden wird Paracetamol angesehen. Paracetamol ist ein Anelinderivat, dessen analgetische Wirkungsweise immer noch nicht vollständig geklärt ist. Es wurde bis vor kurzem angenommen, dass es durch Paracetamol zu einer peripheren Hemmung der Synthese von Prostaglandinen in der Nähe der aktiven Nozizeptoren kommt. In letzter Zeit gibt es jedoch zunehmend Belege dafür, dass auch eine zentraler Wirkungsmechanismus vorliegen muss z. B. über die Beeinflussung supraspinaler serotoninerger Neurone. Paracetamol wirkt antipyretisch und analgetisch aber kaum antiphlogistisch. Im Vergleich zu den NSAR zeigt sich jedoch eine deutlich geringere Rate an unerwünschten Nebenwirkungen. Es treten praktisch keine gastrointestinalen oder bronchospastischen Nebenwirkungen auf. Als unerwünschte Nebenwirkungen werden bei hoher Dosierung und Vorliegen einer Lebererkrankung hepatotoxische Reaktionen durch Glutathiondepletion angegeben. Eine für die Langzeitanwendung bei chronischen Beschwerden ungünstige Eigenschaft ist die kurze Eliminationshalbwertszeit, die bei 1,5 bis 2,5 Stunden liegt. Aus diesem Grund sind zur Therapie der Arthrose mit Paracetamol relativ hohe Tagesdosierungen notwendig, dann allerdings ist die Wirkung mit NSAR vergleichbar.

Metamizol

Ein weiteres Medikament mit guter Wirkung auf akute Schmerzzustände ist Metamizol (z. B. Novalgin®). Auch hier ist wie bei Paracetamol die Wirkungsweise nicht vollständig bekannt. Im Vergleich zu Paracetamol ist die Eliminationshalbwertszeit mit 4 bis 6 Stunden deutlich länger. Als unerwünschte Nebenwirkungen wird die Möglichkeit an einer aplastischen Anämie und Agranulozytose zu erkranken beschrieben. In vielen Ländern wurde Metamizol aus diesem Grund verboten. Neuere Untersuchungen belegen allerdings, dass die Wahrscheinlichkeit bei Einnahme von Metamizol an einer Agranulozytose zu erkranken unter 1 : 1.000 000 liegt [9].

Opiate / Opioide

Opiate wirken als Agonisten an hochspezifischen Rezeptorbindungsstellen im ZNS. Es sind 3 Grundtypen von Rezeptoren bekannt, so dass sich die Opioide entsprechend ihrem Angriffort und -art (Agonisten / Antagonisten) zu ordnen lassen. Morphin (Sevredol®), Pethidin (Dolantin®), Tramadol (Tramal®), Tilidin (Valoron®) und Buprenorphin (Temgesic®) sind die am häufigsten oral angewandten Substanzen. In der Regel sind Opioidanalgetika bei der Schmerztherapie der Arthrose nicht indiziert. In Ausnahmefällen z. B. bei inoperablen Patienten oder Kontraindikationen, die eine Verabreichung von NSAR unmöglich machen kann jedoch die Anwendung sinnvoll sein. Üblicherweise werden dann Tramadol und Codein (reine Agonisten) oder Buprenorphin (partieller Agonist) eingesetzt.

Flupirtin (Katadolon®)

Der tatsächliche Wirkungsmechanismus ist nicht bekannt. Es wird angenommen, dass Flupirtin als neuronaler Kaliumkanalöffner an den Nervenzellen wirkt und deren Membran stabilisiert. Flupirtin soll den Kalziumionen-Influx am NMDA-Rezeptor drosseln und die spannungsabhängie Auslösung von synaptischen Potentialen verringern. Im weiteren wird eine Aktivierung der absteigenden schmerzmodulierenden Nervenbahnen diskutiert. Im Gegensatz zu den Opioiden kommt es nicht zu Atemdepression, Sucht und Toleranzphänomenen.

Nichtsteroidale Antiphlogistika (NSAR)

Die Angebotspalette von unspezifisch wirkenden NSAR ist mannigfaltig. Im Jahr 1999 gehörten die NSAR zu den am meisten verordneten Arzneimittel, darunter hatte Diclofenac allein einen Anteil von ca. 65 % [17]. Seit ca. 3 Jahren sind Rofecoxib (Vioxx®) und Celecoxib (Celebrex®) als selektive COX-2 Inhibitoren erhältlich.

Der Prototyp dieser Gruppe der NSAR ist die Acethylsalicylsäure. Schon 1899 erhielt der Chemiker Dr. Felix Hoffmann ein Patent auf die Acetylierung des Salicylates mit Namen Aspirin. Sr. John Vane erkannte, dass der Wirkungsmechanismus der NSAR, wie Acetylsalicylsäure hauptsächlich auf einer Hemmung der Zyklooxygenase beruht. Für diese Erkenntnis erhielt er 1982 den Nobelpreis. In weitere Untersuchungen wurde nachgewiesen, dass die Zyclooxygenase aus mindestens zwei Isoenzymen (COX-1 und COX-2) mit unterschiedlichen Wirkungsweisen besteht.

Die COX-1 gehört zu dem permanenten Enzymsatz der Zelle. Sie synthetisiert Prostaglandin-Derivate, die zur Steuerung physiologischer Vorgänge benötigt werden. Prostaglandine (PG) kommen im Organismus ubiquitär vor und haben ein breites Wirkungsspektrum. Sie erweitern regionale Gefäßgebiete, setzen Renin in der Niere frei, fördern die K+- und Na+-Ausscheidung und Hemmen die Magensäurebildung. Im Gegensatz dazu gehört die COX-2 nicht zum permanenten Enzymsatz der Zelle. Die Synthese des Enzyms wird erst über Ausschüttung von Stimuli wie z. B. IL-1, TNF-a etc. induziert. Im Rahmen einer Entzündungsreaktion werden durch die COX-2 Prostaglandine synthetisiert. Die Zuordnung der entzündungsfördernden Wirkung auf die COX-2 und der unerwünschten Nebenwirkungen auf die COX-1 ist allerdings so einfach nicht möglich. Im Gehirn, Rückenmark, Niere und Uterus liegt die COX-2 physiologisch vor [17]. Sie führt z. B. zur Wasserretention.

Die unerwünschten Nebenwirkung erklären sich durch die Inhibition der nicht am Entzündungsprozess beteiligten physiologischen Vorgänge. Das Hauptproblem bei der Verabreichung von unselektiven NSAR sind die unerwünschten Nebenwirkungen auf den Gastrointestinaltrakt. Das Risiko an einer schwerwiegenden Gastropathie zu erkranken ist unter der Einnahme von unselektiven NSAR um ein 4faches höher. Unter kontinuierlicher Einnahme von NSAR tritt in 15–20 % ein behandlungsbedürftiges Ulkus auf [18]. Die Folgekosten belaufen sich nach Schätzungen auf ca. 125 Mio./Jahr. Beachtet werden muss, dass auch die zusätzliche Gabe von Antazida und H2-Blocker (z. B. Sostril®) die Komplikationsrate nicht senken, die Kombination mit dem Protonenpumpenhemmer Omeprazol (z. B. Antra®) allerdings oftmals die Komplikationen verhindert.

Die COX-2-Inhibitoren weisen dagegen eine deutlich geringere Pathogenität im Bezug auf den Gastrointestinaltrakt auf. Es zeigt sich jedoch, dass diese Präparate durch die erhöhte Wasserretention bei Patienten mit Hypertonie, Herzinsuffizienz u. ä. nur bedingt eingesetzt werden können [5]. Noch nicht geklärt ist die Frage ob COX-2 Inhibitoren die Ulcusabheilung verlangsamen, so dass bei auftretender gastrointestinaler Problematik unter Therapie mit NSAR nicht unbedenklich auf eine Therapie mit COX-2-Hemmern gewechselt werden darf. Auf Grund der bis jetzt vergleichsweise kurzen Anwendungszeit wird die Zukunft zeigen müssen, ob durch die spezifische Inhibition der COX-2 weitere unerwünschte Nebenwirkungen ausgelöst werden.

Glukokortikoide

In der Behandlung eines Gelenkschadens kommt nur die intraartikuläre Behandlung mit Glukokortikoiden in Betracht. Eine systemische Anwendung über lange Zeit ist auf Grund der vielen und schwerwiegenden unerwünschten Nebenwirkungen obsolet. Ausnahmen sind hierbei natürlich Systemerkrankungen des rheumatischen Formenkreises mit auftretenden sekundären Gelenkschäden.

Steroidhormone wirken über intrazelluläre Rezeptoren. Der Rezeptor für Glocokortikoide liegt im Zytoplasma und nicht im Zellkern. Nach Bindung des Kortikoids an den Rezeptor diffundiert dieser Komplex in den Zellkern, bindet an die DNA und moduliert die Genexpression. So erklärt sich auch der verzögerte Wirkungseintritt.

Durch die Anwendung von Glukokortikoiden kann sowohl auf frühe als auch auf späte Entzündungsreaktionen eingewirkt werden. Der Wirkungsmechanismus erfolgt über eine Hemmung der Phospholipase A2 und damit der Synthese der Prostaglandinderivate und Leukotrinen. Im Vergleich mit den NSAR setzen die Glukokortikoide in ihrer Hemmung der Entzündungsreaktion also einen Schritt früher ein.

Besonders auf Grund der schmerzlindernden Wirkung, ist die intraartikuläre Anwendung weitverbreitet. Untersuchungen konnten jedoch zeigen, dass die beschwerdelindernde Wirkung nur kurzfristigen Effekt hat [7]. Angegeben werden 1–4 Wochen.

Als unerwünschte Nebenwirkung bei häufiger Anwendung ist, außer der zunehmenden Gefahr einen Gelenkinfekt hervorzurufen, die knorpelschädigende Wirkung zu beachten [18]. Aus diesem Grund sollte die lokale Therapie mit Glukokortikoiden nur bei akuten Schmerzexcerbationen Anwendung finden. Sie hat keinen Platz in der Langzeittherapie.

SADOA

Alternativ zur Anwendung von reinen Analgetika oder NSAR stehen die „slow acting drugs in osteoarthritis" (SADOA). Diese Präparate unterscheiden sich bezüglich ihres Wirkungsspektrums sowohl untereinander als auch von den bisher aufgeführten. Eine Einteilung erfolgt in Präparate, die symptomatisch wirksam werden (SYSADOA) und Präparate mit einer arthrosemodifizierenden Wirkung (DMOAD). Die unter SYSODA eingeteilten Medikamente besitzen keine sofortige analgetische Wirkung und der Therapieeffekt setzt verzögert ein. Zu dieser Gruppe zählen u. a. D-Glucosaminsulfat (Dona® 200 S) und Hyaluronsäure und ihre Derivate (Hyalart®, Ostenil®, Synvisk® etc.).

Unter DMOAD werden Pharmaka verstanden, die in der Lage sind, die erkennbaren Knorpeldefekte nachweisbar zu verhindern bzw. die zunehmende Destruktion des Gelenkknorpels zumindest zu verlangsamen, wenn nicht sogar rückgängig zu machen. Bis dato kann noch kein Medikament sicher dieser Gruppe zugeordnet werden, da der klinisch Nachweis noch in keinem Fall erbracht werden konnte.

D-Glucosaminsulfat

D-Glucosaminsulfat (Dona® 200 S) ist seit 1972 zur Arthrosebehandlung auf dem Markt erhältlich. Trotz dieser langen Zeit ist der Wirkungsmechanismus bis heute nicht vollständig geklärt. Studien an Kaninchenmodellen weisen auf eine Stimulation der Glucosaminoglykansynthese hin [10]. Mehrere klinische Studien beschreiben einen positiven Effekt auf Schmerzsituation und Mobilisation. Die Kombination mit Chondroitinsulfat und Magnesium scheint der Einzelgabe überlegen zu sein [10]. Reginster konnte sogar einen langfristigen Effekt von Glukosaminsulfat hinsichtlich struktureller Gelenkveränderung nachweisen [14]. Allerdings muss bei dieser Untersuchung kritisch angemerkt werden, dass über ein Drittel der Patienten die Studie vorzeitig abbrach. Auch erfolgte die Messung der strukturellen Veränderung über die radiologische Bestimmung der Abnahme des medialen Gelenkspalts. Hier müsste ein systemischer Messfehler mit Sicherheit ausgeschlossen werden. Schon eine Verbesserung der Beweglichkeit um wenige Grad könnte die radiologische Bildebene wesentlich verändern [21]. Metaanalysen kritisieren die Heterogenität und methodischen Qualitäten der entsprechenden Studien. Es fehlen Verblindung der jeweiligen Studien, die Auswertung werden in den allermeisten Fällen nicht nach dem Prinzip des Intention-to-treat durchgeführt, auch sind die Studien zu meist von den entsprechenden Herstellern unterstützt. In einer jetzt neu veröffentlichten, Placebo kontrollierten, doppelt verblindeten, randomisirten Studie zeigte sich kein Unterschied zwischen der über 6 Monaten mit Glucosamin behandelten Gruppe im Vergleich zur Placebogruppe [6].

Hyaluronsäure

Auch hier ist der vollständige Wirkungsmechanismus bisher unbekannt. Durch eine Verminderung der Hyaluronankonzentration im arthrotischen Kniegelenk kommt es in Folge zu einer Störung im Aufbau der Knorpelmatrix und konsekutiv zu einem Verlust der viskoelastischen Eigenschaften des Knorpels. Hyaluronsäurepräparate (z. B. Synvisc®, Hyalart®, Ostenil®) sind seit einigen Jahren auf dem Markt. Die verschiedenen Präparate unterscheiden sich bezüglich ihres Molekulargewichtes und der damit Verbundenen viskösen Eigenschaften. Alle Medikamente sind für die intraartikuläre Anwendung vor-

gesehen. Nicht selten treten als unerwünschte Nebenwirkungen einer Hyaluron-
säuretherapie kurzfristig Gelenkschmerzen, Ergussbildung und lokale Reaktionen auf.

In Tierversuchen konnte nach gewiesen werden, dass intraartikulär injeziertes
Hyaluron zu einer Viskositätserhöhung führt, eine entzündungshemmende Wirkung
entfaltet und die Regeneration der Knorpelmatrix begünstigt. Klinisch sind diese Ergebnisse noch nicht nachvollziehbar. Einige Untersuchungen können zwar einen positiven Effekt im Bezug auf Beschwerdesymptomatik und Gelenkfunktion nachweisen
[13], andere finden jedoch keinen signifikanten Unterschied zur Placebogabe. Ebenso
konnte klinisch noch kein Nachweis einer Knorpelregeneration erbracht werden. Hinweise auf einen strukturmodifizierenden Charakter von Hyaluron gibt eine Studie von
Guidolin. Hier wurden 25 Patienten 6 Monate nach Behandlung mit Hyaluron arthroskopiert, dabei wurde eine Gewebeprobe entnommen und untersucht. Es fand sich eine
Rekonstruktion der oberflächlichen Schichten mit einer signifikanten Erhöhung der
Chondrocytendichte und ortständigen Matrix [4]. Anzumerken ist jedoch, dass die Studie weder randomisiert noch placebokontrolliert durchgeführt wurde. Wünschenswert
wäre demnach eine Kontrolle dieser Ergebnisse durch Untersuchungen mit größeren
Probandenzahlen und allgemein anerkannten standardisierten Methoden.

IL1-Rezeptorantagonisten

Es hat sich gezeigt, dass die zunehmende Zerstörung der Knorpelmatrix bei degenerativen oder entzündlichen Gelenkerkrankungen abhängig ist von der Konzentration
der Entzündungsmediatoren IL-1 und TNF-a in der Synovialflüssigkeit. Die Ausschüttung dieser Entzündungsmediatoren wird durch die vorher beschriebenen chondrogene
Signale induziert. Unter Anwesenheit von Interleukin-1 reagiert der Chondrozyt mit
einer Synthesehemmung der Matrixproteine. Sehr hohe Konzentration von IL-1 in der
Synovialflüssigkeit führen sogar zu einer Expression von degradierenden Enzymen.

Gleichzeitig mit der Produktion und Ausschüttung von IL-1 werden auch entsprechende Rezeptorantagonisten (IL1-RA) exprämiert. IL1-RA sind reine Rezeptoren-
blocker und lösen kein eigenes Signal in den Chondrocyten aus. Dem zu Folge muss
eine deutlich höhere Konzentration an IL1-RA als an Interleukin-1 selbst vorliegen,
damit ein antagonistischer Effekt der IL-1 Wirkung zum Tragen kommt.

Orthokin®

Orthokin® ist ein aus Eigenblut hergestelltes Rezepturarzneimittel, für das keine Zu-
lassung erforderlich ist. Nach Angaben des Herstellers wird den Patienten Blut in einer
spezialbehandelten Spritze entnommen. In dieser Spritze soll es zu einer Vermehrung
der IL1-RA kommen. Diese werden im Labor isoliert und dem Patienten dann fraktio-
niert intraartikulär in mehreren Sitzungen in das entsprechende Gelenk injiziert. Leider gibt es bis heute keine kontrollierten Studien, welche die Wirksamkeit dieses Prä-
parates nachweisen.

Anakinra

Besser nachuntersucht ist Anakinra, dass als Kineret® seit Anfang 2002 in den USA
und seit April 2002 auch in Deutschland für die Behandlung der Rheumatische Arthritis zugelassen ist. Kineret® wird gentechnisch hergestellt und ist eine rekombinante

Form des humanen IL1-RA. Als Expressionssystem wird E. coli benutzt. Die Anwendung erfolgt täglich durch eine subkutane Injektion. Es fand sich eine signifikante Verbesserung der Gelenkschwellungen, der subjektiven Beschwerden und der Morgensteifigkeit [1]. Es konnte radiologisch nachgewiesen werden, dass bei 6 monatiger Anwendung von Anakinra die Entwicklung von Knochenerosionen beim rheumatischen Gelenk signifikant reduziert werden konnte [20]. Um Anakinra als erstes Medikament in die Gruppe der arthrosemodifizierenden Arzneimittel aufnehmen zu können, müssen weitere Untersuchungen abgewartet werden, aber die Ergebnisse dieser Studien sind sehr ermutigend.

Sonstige

Es existiert eine große Anzahl von Medikamenten, die den Anspruch erheben bei Gelenkknorpelschäden wirksam zu sein. Darunter sind Arzneimittel wie Homöopathika, Gelatine, Murmeltierfett, Teufelskralle, Weidenrindenextrakt und viele mehr. Leider liegt nur eine sehr geringe Anzahl von Untersuchungen bezüglich der Wirksamkeit vor. Unter diesen findet sich bis dato keine Studie, die einen signifikanten Wirkungsbeleg im Vergleich zu Placebo liefern kann. Eine Multicenterstudie über die Applikation von Phytopharmaka fand nur bei der Gabe eines Avocado-Soyabohnen-Extraktes eine leicht vermehrte Besserung der Beschwerdesymptomatik [11]. Auch für Vitamin E konnte kein positiver Effekt gegenüber Placebo nachgewiesen werden.

In einer Doppelblind-Crossover-Studie wurde die Wirkung des homöopatischen Arzneimittels Rhus tox. 6x mit Placebo und Fenoprufen verglichen. Die Wirkung des Homöopathikums und Placebo unterschieden sich nicht voneinander, während ein positiver Effekt bei der Gabe von Fenuprofen zu verzeichnen war [16].

Zusammenfassend kann eine anti-arthrotische Wirkung der letztgenannen Substanzen bislang nicht sicher nachgewiesen werden, so dass auch keine Behandlungsempfehlung ausgesprochen werden kann.

Fazit

Die Konservative Therapie eines Knorpelschadens muss zum jetzigen Zeitpunkt noch als rein symptomatische Therapie angesehen werde. Die Ergebnisse der bisherigen Anwendungen neuerer krankheitsmodifizierender Medikamente sind vielversprechend. Weitere Untersuchungen müssen jedoch zeigen, ob die darin gesetzten Hoffnungen sich bewahrheiten.

Erwiesen ist die positive Auswirkung der Physiotherapie in Kombination mit bestimmten physikalischen Maßnahmen auf subjektive Beschwerden, Gelenkfunktion und Mobilität. Aufgrund der fehlenden Untersuchungen auf der Basis allgemein anerkannter standardisierten Methoden kann bis dato keine Behandlungsempfehlung für die PEMF ausgesprochen werden.

Medikamentöse Unterstützung konzentriert sich auf die Schmerztherapie und Entzündungshemmung. Verschiedene Wirkstoffe können dazu entsprechend der Beschwerdesymptomatik eingesetzt werden. Vor einer unkritischen Anwendung von COX2-Hemmern muss weiterhin gewarnt werden, da das Spektrum der unerwünschten Nebenwirkungen noch nicht vollständig geklärt zu sein scheint. Bei Verwendung von unselektiven NSAR ist eine Kombination mit einem Protonenpumpenhemmer zur Ulkus-Prophylaxe, vor allem bei Risikopatienten, empfehlenswert. Die bis heute vorliegenden Ergebnisse für die SYSADOA deuten auf einen analgisierenden und/oder antiphlogistischen Effekt hin. Der Beweis für eine Reparatur des Knorpelschadens oder Verlangsamen der fortschreitenden Zerstörung muss jedoch noch erbracht werden. Zur Beurteilung der Wirksamkeit von Anakinra müssen die Ergebnisse der laufenden Untersuchungen abgewartet werden.

Literatur

1. Bresnihan B.: The safety and efficacy of interleukin-1 receptor antagonist in the treatment of rheumatoid arthritis. Semin Arthritis Rheum. 2001 Apr;30(5 Suppl 2): 17–20.
2. Deyle GD; et al.: (2000) Effectiveness of manual physical therapy and exercise in ostheoarthritis of the knee. A randomized, controlled trial. Ann Intern Med 2000 Feb 1; 132(3): 173–81
3. Evans CH, Robbins PD: Arthritis. Mol Cell Biol Hum Dis Ser. 1995; 5: 252–60.
4. Guidolin DD, et al.: Morphological analysis of articular cartilage biopsies from a randomized, clinical study comparing the effects of 500-730 kDa sodium hyaluronate (Hyalgan) and methylprednisolone acetate on primary osteoarthritis of the knee. Osteoarthritis Cartilage. 2001 May;9(4): 371–81.
5. Hinz B, Brune K: (2000) Spezifische Zyklooxygenase-2-Inhibitoren. Grundlagen und Optionen eines pharmakotherapeutischen Prinzips. Anaesthesist 49: 964–971
6. Hughes R, Carr A: (2002) A randomized, double-blind, placebo-controlled trial of glucosamine sulphate as an analgesic in osteoarthritis of the knee. Rheumatologie (Oxford) 2002 Mar; 41(3): 279–84
7. Jones A, Doherty M: (1996) Intra-articular corticosteroid are effective in osteoarthritis but there are no clinical predictors response Ann Rheum Dis 1996 Nov; 55(11): 829–3
8. Kerrigan DC; Lelas JL; Karvosky ME: (2001) Women's shoes and knee osteoarthritis. Lancet 2001 Apr 7;357(9262:1097-8
9. Ladner E, et al.: Nicht-Opioid-Analgetika-unersetzlich in der Tumorschmerztherapie Anasthesiol Intensivmed Notfallmed Schmerzther. 2000 Nov; 35(11): 677–84.
10. Lippiello L; et al.: (2000) In vivo chondroprotection and metabolic synergy of glucosamine and chondroitin sulfate Clin Orthop 2000 Dec;(381): 229–40
11. Little CV, Parsons T: Herbal therapy for treating osteoarthritis. Cochrane Database Syst Rev. 2001; (1): CD002947.
12. Neumann DA: An electromyographic study of the hip abductor muscles as subjects with a hip prosthesis walked with different methods of using a cane and carrying a load. Phys Ther. 1999 Dec; 79(12):1163–73; discussion 1174–6.
13. Petrella RJ, DiSilvestro MD, Hildebrand C: Effects of hyaluronate sodium on pain and physical functioning in osteoarthritis of the knee: a randomized, double-blind, placebo-controlled clinical trial. Arch Intern Med. 2002 Feb 11; 162(3): 292–8.
14. Reginster JY, et al.: Long-term effects of glucosamine sulphate on osteoarthritis progression: a randomised, placebo-controlled clinical trial. Lancet. 2001 Jan 27; 357(9252): 251–6.
15. Schmidt-Rohlfing B, Silny J, Niethard FU: Pulsierende Elektromagnetische Felder in der Behandlung von Verletzungen und Erkrankungen der Bewegungsorgane, eine Übersicht und Metaanalyse: Z Orthop Ihre Grenzgeb. 2000 Sep–Oct;138(5): 379–89.
16. Shipley M, et al.: Controlled trial of homoeopathic treatment of osteoarthritis. Lancet. 1983 Jan 15; 1(8316): 97–8.
17. Steinmeyer J: (2000) Pharmacological basis for the therapy of pain and inflammation with nonsteroidal anti-inflammatory drugs. Arthritis Res 2: 379–385
18. Steinmeyer J: (2001) Medikamentöse Therapie der Arthrose. Der Orthopäde 2001 30: 856–865
19. Tohyama H, Yasuda K, Kaneda K: Treatment of osteoarthritis of the knee with heel wedges. Int Orthop. 1991;15(1): 31–3.

20. Towheed TE, Anastassiades TP: Glucosamine and chondroitin for treating symptoms of osteo-arthritis: evidence is widely touted but incomplete. JAMA. 2000 Mar 15; 283(11): 1483–4.
21. Yurtkuran M, Kocagil T: (1999) TENS, electroacupuncture and ice massage: comparison of treatment for osteoarthritis of the knee. Am J Acupunct 27: 133–140

Kapitel 11 Physiotherapeutisches Management nach Autologer Chondrozytentransplantation (ACT)

Georg Haupt

Die ärztlichen Anordnungen legen den Rahmen eines frühfunktionell ausgerichteten physiotherapeutischen Behandlungskonzeptes fest. Zudem bestimmen die spezifischen Veränderungen der Gelenkstrukturen und klinischen Begleitsymptome sowie die bisher durchgeführten medizinischen Interventionen das therapeutische Vorgehen.

Eine gute Compliance des Patienten ist aber für einen erfolgreichen Verlauf im selben Maße unbedingte Notwendigkeit, wie das berufsspezifische Potential der Therapeuten und die kritische Analyse von durchgeführten Behandlungsmaßnahmen und Therapieergebnis.

Trotz des relativ jungen Lebensalters weist das Patientengut bisweilen längere Krankheitsgeschichten mit entsprechenden morphologischen und funktionellen Veränderungen im unmittelbaren Bereich der Läsion aber auch in angrenzenden Funktionseinheiten des Bewegungsapparates auf. Dies indiziert eine differenzierte Datenerhebung im Sinne eines physiotherapeutischen Befundes.

Physiotherapeutischer Befund

Zeitpunkt

Die Befundung erfolgt sowohl vor der diagnostischen Arthroskopie bzw. Knorpelzellentnahme als auch vor der Knorpelzelltransplantation und ergänzend nach dem operativen Eingriff.

Ziel

Das übergeordnete Ziel der Befunderhebung und Anamnese ist eine möglichst präzise Erfassung der aktuellen Patientensituation. Die Ermittlung der relevanten Gegebenheiten erlaubt die präoperativen individuellen Bedingungen in die postoperative Behandlungsstrategie mit einzubeziehen und die Behandlungseffektivität zu optimieren.

Gesichtspunkte

Die wesentlichen Beobachtungs- und Untersuchungsparameter sind:
- die *Mobilität* des Patienten, d. h. Gangbild, Gehstrecke, benötigte Hilfsmittel
- die Besonderheiten des *Gelenks* wie
    - Achsabweichungen bezüglich der Gelenkstellung
    - das aktive und passive Bewegungsausmaß und die Qualität der Bewegung
    - das Gelenkspiel und die Reaktion auf Kompression und Traktion
- die Stabilität des *Kapsel-Bandapparates*
- die Bedingungen der *Muskulatur* hinsichtlich
    - Tonus und Dehnfähigkeit
    - Kontraktionsfähigkeit und Kraftentwicklung
    - Relief und Atrophie

- die genaue Lokalisation und der Umfang von *Schwellungen*
- der *Schmerz* in seiner Anamnese, Lokalisation und Beeinflussbarkeit.

Physiotherapeutische Behandlungsstrategie

Die operationsspezifischen Standards, die Vorgaben des Operateurs zu Belastung, erlaubtem Bewegungsausmaß und Besonderheiten wie eine Versorgung mit CPM-Schiene, Schmerzkatheter oder Orthese sowie die Ergebnisse der Patientenbefundung definieren die physiotherapeutische Behandlungsstrategie.

Ziele / Maßnahmen

Übergeordnete Zielsetzung ist die bestmögliche Rehabilitation, d. h. das Erreichen eines hohen Leistungsniveaus in angemessener Zeit. Kurzfristig sollte bis zum Abschluss der Wundheilung eine schnellstmögliche selbständige Mobilisation unter sicherer Einhaltung der vorgegebenen Belastung, ein optimales Bewegungsausmaß und eine adäquate Aktivierung des neuromuskulären Systems erreicht werden.
Daraus leiten sich folgende *Behandlungsschwerpunkte* ab:

- Reduktion von Schwellung und Schmerz
- Tonusnormalisierung der gelenkübergreifenden Muskulatur
- Bewegungserweiterung
- neuromuskuläres Training

Die Realisierung der Vorgaben erfolgt mittels eines stets am optimalen Wirkungsgrad orientierten und permanent aktualisierten Therapiekonzeptes, das zudem die individuellen Besonderheiten zu berücksichtigen sucht. Die vorgestellten Therapieformen erfahren eine befund- und situationsbestimmte Gewichtung. Sie sind ziel- und ergebnisorientiert und beeinflussen sich nicht selten gegenseitig. Übungen mit gesteigerten Bewegungsamplituden und verstärkt muskelbelastendem Charakter sollten allerdings erst nach der Redonentfernung ab dem zweiten postoperativen Tag durchgeführt werden. Auf die Atemtherapie und Thromboseprophylaxen wird im weiteren nicht näher eingegangen.

Schmerzlinderung

Objektiv gesehen ist Schmerz das Resultat der Nozizeptorenaktivität und die Reaktion auf eine Gewebsschädigung oder -reizung. Die subjektive Wahrnehmung, Einordnung und Wertung des Geschehens zeigt sich individuell sehr unterschiedlich und muss keinen direkten Zusammenhang zum Ausmaß der Schädigung aufweisen. Schmerz mindert nicht nur das Wohlbefinden, sondern beeinträchtigt die Motivation des Patienten und erschwert die Therapie insgesamt. Das Vertrauen des Patienten zu gewinnen, seinen Stress zu reduzieren sind wichtige Voraussetzungen einer wirkungsvollen Schmerztherapie. Physiologisch hemmen Schmerz und Schwellung die Kniestreckung und steigern den Muskeltonus. Zudem steigert ein erhöhter intra- und extraartikulärer Druck den Schmerz. [1, 9, 19]

Therapiemaßnahmen zur Schmerzlinderung

Bewegungsübungen

Aktives, assistives und passives Bewegen im schmerzarmen Bereich sowie dosiertes isometrisches Anspannen reduziert die Schmerzsymptomatik über die Aktivierung der Mechanorezeptoren, Senkung des Muskeltonus und Anregung des Muskelstoffwechsels. [9, 13]

Kryotherapie

Die Behandlung mit Kälte erhöht die Schmerzgrenze und wirkt antiphlogistisch. Sie beeinträchtigt andererseits aber den normalen Heilungs- und Entzündungsprozess, behindert das Lymphgefäßsystem in seiner Funktion und ist daher nicht unumstritten. [5, 16, 19]

 **Tipp**
- Langzeiteis – Eiswassergemisch über etwa 20 Minuten
  - wirkt analgesierend
  - reduziert die Ödembildung
  - verursacht keinen reflektorischen Muskelhypertonus.
- Eiswasser in Verbindung mit Kompression

Schwellungsreduktion

Die lokale, sicht- und tastbare Schwellung ist das Resultat eines vermehrten Austritts von Gewebsflüssigkeit ins Interstitium. Das postoperative Ödem korrespondiert mit einem Anstieg der lymphpflichtigen Wasser- und Eiweißlast. Therapieziel ist die Resorptionsförderung und Senkung des intra- und extraartikulären Drucks.

Therapiemaßnahmen zur Schwellungsreduktion

Manuelle Lymphdrainage

Grundsätzliche Therapieeffekte sind
- eine Vergrößerung der Aufnahmemenge durch das Verschieben von Lymphe und Gewebsflüssigkeit in die initialen Lymphgefäße
- eine Steigerung der Transportkapazität des Lymphsystems über die Erhöhung des Lymphgefäßdruckes.

Zudem wird
- der Heilungsverlauf begünstigt
- die Gewebespannung reduziert
- der Abtransport von eiweißhaltigen Zelltrümmern und Schmerzmediatoren beschleunigt
- die Regeneration von Lymphkollektoren im Operationsgebiet und die gleichmäßige Ausrichtung der Bindegewebsstrukturen gefördert
- die Narbenbildung optimiert.

Vorgehensweise:

Um die Wundheilung über Zug und Sog nicht zu beeinträchtigen wird die Behandlung zu Beginn nur proximal vom operativen Eingriff durchgeführt und beschränkt sich auf die Behandlung von Bauch, Leistenlymphknoten und proximalen Oberschenkel [5].

Kompression

Die angepasste Steigerung des externen Drucks mittels entsprechender Verbände begegnet dem gesteigertem Blutkapillardruck und vergrößert die Reabsorptionsfläche [5, 6].

Bewegungsübungen

Dosierte aktive Muskelarbeit im schmerzarmen Bereich fördert die Resorption und verhindert das Verkleben der hinteren und vorderen Recessuswandung. Der bei intermittierenden Anspannung des Quadriceps entstehende Druckwechsel führt zu einer Flüssigkeitsverschiebung aus dem Recessus suprapatellaris in die umgebenden Weichteile und beschleunigt die Resorption [12, 13].

Lagerung

Eine Hochlagerung in leichter Knieflexion, bei relativ entspannter Gelenkkapsel und geringem intraartikulärem Druck, wirkt schmerzlindernd und abflussfördernd.

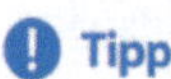

Tipp
- Kein Eis direkt vor und nach der Lymphdrainage.
- Kombination von Lymphdrainage und Kompression.
- Kombination von Kühlung und Kompression.

Tonusnormalisierung

Schwellung und Schmerz verändern den Muskeltonus und schränken die Gelenkbeweglichkeit ein. Schmerzmediatoren wie Serotonin und Histamin steigern reflektorisch den Muskeltonus. Hypertone Muskulatur erhöht jedoch die Gelenkbelastung und reduziert die Gelenkbeweglichkeit.

Immobilisation fördert die Bildung von Wasserstoffbrücken im Bindegewebe und reduziert die Länge der Muskelfibrillen durch den Abbau von Sarkomeren. So verringert sich bei einer Ruhigstellung in Annäherung von Ursprung und Ansatz die Anzahl der in Serie geschalteten Sarkomere innerhalb von fünf Tagen um 40 %. Der physiologische Reiz einer hypertonen, sich verkürzenden Muskulatur entgegenzuwirken ist die Dehnung der Muskulatur. Sie beruht auf zwei unterschiedlichen Wirkungsmechanismen.

Die Verlängerung infolge der Dehnung aktiviert den Golgiapparat der Sehnen und verringert reflektorisch den Tonus der gedehnten Muskulatur. Muskelaktivierung in statischer oder dynamischer Form sowohl des kontrahierenden Agonisten als des Antagonisten entspannt den hypertonen Muskel ebenfalls. Dieses Prinzip der muskulären Anspannung und anschließenden Dehnung bestimmt Techniken wie PIR (Postisometrische Relaxation), MET (Muscle Energy Therapy), Dekontraktionen nach Brügger und PNF(Propriozeptive neuromuskuläre Faszilitation). Dabei löst oder lockert die mechanisch wirksame Komponente der Dehnung Adhäsionen der bindegewebigen Muskelhüllen sowie Verklebungen im Übergang der Sehne zum Muskel und Periost.

Therapiemaßnahmen zur Tonusnormalisierung

Es gibt eine Vielzahl unterschiedlicher Ausführungsformen der Dehnung die teilweise sehr kontrovers diskutiert werden. Im Einzelfall muss jeweils kritisch über die jeweilige Technik entschieden werden, wobei folgende Aussagen eine Hilfestellung sein können:

Aktive Muskelarbeit vor der eigentlichen Dehnung verbessert die Durchblutung der Muskulatur und die Effektivität der Behandlung. Das Bewegen im schmerzfreien Bereich, gegebenenfalls kombiniert mit dem eigentlichen Dehnvorgang, entspannt und detonisiert in besonderem Maße reflektorisch- hypertone Muskulatur. Bei primär strukturell verkürzter Muskulatur sind die Formen des statischen Dehnens zu favorisieren. Techniken ohne forciertes Bewegungsausmaß belasten Gelenk und Wundbereich in geringerem Maße.

Einige Therapieformen sind kurz am Beispiel der Behandlung des M. Quadriceps bei eingeschränkter Knieflexion beschrieben.

Manuelle Querdehnung

Das Verschieben des Muskelbauches des M. Quadriceps quer zum Faserverlauf erfolgt mit weichem, flächigen Griff bei angenähertem Muskel oder aus der problemlosen Vordehnung. [10]

Mobilisierende Massage nach Klein-Vogelbach

Die weiche Massage der Kniestrecker quer zum Muskelverlauf vollzieht sich während der Gelenkbewegung, in Annäherung der Muskulatur und unter größtmöglicher Gewichtsabnahme. [12]

Postisometrische Relaxation – PIR

Die Kniestrecker arbeiten in der schmerzfrei realisierbaren Beugeposition statisch gegen geringen Widerstand über mindestens 10 Sekunden. Dem bewussten Entspannen folgt das dosierte passive Weiterbewegen in die Knieflexion.

Dieses Prinzip der isometrischen Kontraktion der antagonistischen Muskulatur findet Anwendung in weiteren Techniken wie Muscle Energy (MET) und dem „Hold- Relax" der propriozeptiven neuromuskulären Faszilitation (PNF). [9, 13]

Dekontraktionen nach Brügger

Die abbremsende Muskelarbeit der Knieflexoren aus der realisierbaren Beugeposition gegen die vom Therapeut iniziierte Kniestreckung erfolgt dynamisch-exzentrisch. Anschließend bewegt der Patient aktiv in die mögliche Knieflexion. [9,13]

Längsdehnung

Eine wirksame Möglichkeit des Eigentrainings ist das Stretching. Dabei wird langsam in die wahrnehmbare Dehnposition (Knieflexion) bewegt, die Dehnung etwa 10–15 Sekunden gehalten und zweimal wiederholt. [3, 19]

Wärmeanwendung

Die Applikation in Form von Fango oder heißer Rolle erfolgt bevorzugt im Segment. Die Wärme wirkt allgemein entspannend und schmerzlindernd. Sie senkt den Muskeltonus, steigert die Durchblutung und aktiviert das Lymphgefäßsystem.

Zeigt die Befundaufnahme schmerzhafte Veränderungen in der Muskulatur im Sinne von Triggerpunkten bietet sich die myofasciale Triggerpunkttherapie als effektives Therapieverfahren an.

Myofasciale Triggerpunkttherapie

Triggerpunkte sind tastbare, verhärtete, leicht irritierbare Zonen in der Skelettmuskulatur, die schmerzhaft auf Druck reagieren und ein muskeltypisches Referred-pain-Gebiet aufweisen. Die Behandlung erfolgt manuell mit dem Daumen oder mit Hilfsmittel wie Holz durch intensiven aber tolerablen Druck direkt auf den Triggerpunkt. Die ischämische Kompression wirkt inhibitorisch im Sinne der Hemmung von schmerzleitenden C-Fasern und bewirkt eine reaktive Hyperämie. [14,15]

 **Tipp**

- in der direkt postoperativen Entzündungsphase der Wundheilung schmerzfrei lagern und bewegen.
- zur Senkung des reflektorischen Hypertonus muskelentspannende Dehntechniken wie Querdehnung, Massagen nach Klein-Vogelbach und Techniken in Verbindung mit Muskelaktivität wie PIR, MET.
- bei persistierenden strukturellen Veränderungen gehaltenes Dehnen über relativ lange Zeit. Die Angaben schwanken zwischen 30–180 Sekunden bei 2–3 Wiederholungen .

Bewegungserweiterung

Der Bewegungsapparat lebt von der Bewegung. Ziel eines frühfunktionellen Therapiekonzeptes ist die Minimierung der traumatischen und immobilisationsbedingten Defizite. Der Gelenkknorpel benötigt für den Stoffwechsel physiologische Be- und Entlastung, um seine Stoßdämpferfunktion aufrechtzuerhalten. Gelenkbewegung verhindert das Verkleben und Schrumpfen der Gelenkkapsel und ist die adäquate Matrixbelastung der gelenkstabilisierenden Bandstrukturen. Zudem verbessern physiologische Belastungsreize die Kraftentwicklung und Dehnfähigkeit von Muskeln und erhalten die Reißfestigkeit von Sehnen.

Die eher reflektorisch bestimmte Bewegungseinschränkung ist primär schmerzbedingt, folglich steht als Therapie das schmerzfreie Bewegen im Vordergrund. Die Ursachen der strukturellen Hypomobilität sind dagegen Veränderungen des Bindegewebes und Verklebungen, die vorzugsweise mit Techniken der manuellen Therapie behandelt werden.

Therapiemaßnahmen zur Bewegungserweiterung

Die Techniken der Manuellen Therapie werden vom Therapeut passiv sowohl *senkrecht* (Traktion und Kompression) als auch *parallel* zur Gelenkfläche (tangentiale Mobilisation) ausgeführt. Die Grundvoraussetzung einer freien Bewegung im Knie ist die freie Beweglichkeit der Patella. [10]

Patellamobilisation

erfolgt weich-rhythmisch repetierend nach medial, lateral und vor allem caudal.

Traktion

Die Separation der Gelenkpartner senkrecht zur Gleitfläche des Gelenkes wirkt entlastend, schmerzlindernd und bewegungserweiternd.

Tangentiale Mobilisation

Das Gleiten der Tibia parallel zur Gleitfläche nach dorsal (ventral) verbessert die Knieflexion (Kniestreckung).

Anguläres Bewegen

Die Bewegung vollzieht sich über verschiedene Ausführungsformen in den Funktionsrichtungen des Gelenkes [9,13]

- *passiv*, durch Therapeut, Hilfsmittel (CPM)
- *assistiv*, unter Mitarbeit des Patienten
- *aktiv*, ausschließlich durch den Patient
  in unterschiedlicher Belastung
    - hubfrei / unter völliger Gewichtsabnahme
    - hubarm / unter teilweiser Gewichtsabnahme
    - mit Hubbelastung / überwindend und abbremsend
  in unterschiedlicher Muskelarbeitsform
    - dynamisch/ konzentrisch, dynamisch/ exzentrisch
- *resistiv*, gegen Widerstand
- unter Kompression
- in Verbindung mit Traktion

Instruierte Eigenübungen im Sitz

Die Verbesserung der Kniebeugung kann über zwei – auf den ersten Blick sehr ähnliche Übungen – angegangen werden [12]

a) Fuß als **punctum fixum** → beispielsweise auf dem sog. Pezziball
   Die Fußposition bleibt unverändert, während das Gesäß eine Ortsveränderung nach ventral oder caudal erfährt.
b) Fuß als **punctum mobile**
   Die Sitzposition bleibt unverändert, während der Fuß sich nach dorsal bewegt. Die Fußbewegung erfolgt auf mobilen und rutschfreudigen Hilfsmitteln wie Handtuch, Ball, Rollschuh, Skateboard oder am Beuger-Strecker.

Verbesserung der neuromuskulären Fähigkeiten

Die bisherigen Maßnahmen beschränkten sich im wesentlichen auf den Bereich des Kniegelenks und der umgebenden Strukturen. Das Kniegelenk in seiner dynamischen und stabilisierenden Funktion ist anatomisch und funktionell jedoch die Schaltstelle der unteren Extremität und Teil des gesamten Bewegungsapparates. Zudem überlagern sich die neuromuskulären Fähigkeiten, Koordination und Kraft in weiten Bereichen und beeinflussen sich in nicht unerheblichem Maße gegenseitig.[2, 17]

- **Kraft,** im biologischen Sinne, ist die Fähigkeit des Nerven-Muskelsystems durch Muskeltätigkeit Widerstände zu überwinden (konzentrisch), ihnen entgegenzuwirken (exzentrisch) bzw. sie im Gleichgewicht zu halten (statisch). Dabei ist die willkürlich entwickelbare Maximalkraft die Grundlage aller anderen Kraftarten. Die Kraftentwicklung ist begrenzt durch biomechanisch- anthropometrische und tendomuskuläre Faktoren (Hebelverhältnisse, Muskelquerschnitt, Muskelfasertyp) aber auch durch neuronale Einflussgrößen wie intramuskuläre (Rekrutierung, Frequenzierung) und intermuskuläre Koordination.

- **Koordination** ist im übergeordnetem Sinne das Zusammenspiel von zentralem Nervensystem und der Skelettmuskulatur innerhalb gezielter und automatisierter Bewegungsabläufe. Sie zeigt sich als Gewandtheit (Gesamtmotorik), Geschicklichkeit (Feinmotorik) und in sportartspezifischen Techniken. Die sehr komplexe Fähigkeit beruht auf Teilaspekten wie Gleichgewichtsvermögen, Reaktions-, Orientierungs- und Differenzierungsfähigkeit. Die Leistungsfähigkeit des Bewegungsapparates im Sinne der Bewegung und Stabilisation obliegt der Kontrolle motorischer Zentren und der sensomotorischen Rückkopplung.

- Die **Propriozeption** als ein Teilbereich der Koordination ist von entscheidender Bedeutung bei der schnellen Reaktion auf Veränderungen in Muskulatur, Sehnen, Kapsel-Bandapparat und dem Gelenk. Der adäquate motorische Output im Sinne der reflektorischen Gelenkstabilisation ist die Antwort auf den sensorischen Input der Tiefensensibilität und erfolgt ohne das Einschalten höherer motorischer Zentren.

  Defizite der Propriozeption ergeben sich aus:
  - Traumatisierung
  - Immobilisation
  - Unterforderung

  Eine Störung der Propriozeption kann
  - funktionelle Gelenkinstabilitäten verursachen
  - Gelenkdegeneration begünstigen
  - sämtliche motorische Kontrollprozesse beeinträchtigen
  - durch Tape, Bandagen teilweise kompensiert werden

Der deutliche Kraftverlust und Atrophie vor allem des medialen Quadricepsanteils bei Verletzung und Schonung wird auch als Folge der eingeschränkten Funktion der im Kniebereich vermehrt vorhandenen Propriorezeptoren gesehen. Die konsekutive Lateralisierung der Patella fördert eine ungünstige Druckbelastung des äußeren patellofemoralen Gleitlagers. Zudem ist gerade das propriozeptive Vermögen auf spinaler Ebene Voraussetzung aller weitergehenden neuromuskulären Trainingsmaßnahmen.

Die Schulung der Propriozeption ist Teil des Koordinationstrainings. Weitere Inhalte sind gesamtkoordinative Aspekte wie Zielgenauigkeit, Reaktions- und Orientierungsfähigkeit sowohl bei der bewussten Ausführung von Bewegung als auch bei der unbewussten Realisierung von Automatismen.

Bei Übungen mit dem Schwerpunkt Kräftigung ist auf die meist reduzierte Belastungstoleranz betroffener Gewebsstrukturen zu achten. Der Zusammenhang zwischen Schmerz und Schwellung einerseits, dem veränderten Muskeltonus und dem hemmen-

den und fördernden Einfluss auf die Kraftentwicklung andererseits, ist bei der Trainings-
gestaltung zu bedenken.

Neuromuskuläres Training

bis zum Abschluss der Wundheilung [1,18,19]

Ziele der ersten Rehabilitationsphase:
- Reduktion eventueller Dysfunktionen
- Vermeiden von weiteren Schäden
- muskuläre Stimulation über isometrische und dosierte dynamische Muskelarbeit
- Abbau globaler Muskelspannung und Inhibitionsprozesse
- Verbesserung der Propriozeption, intermuskulären Koordination und lokalen Kraft-
  ausdauer

Die *Übungsauswahl- und abfolge* ist charakterisiert durch ein progressives Moment
- von der einfachen zur schweren Ausgangsstellung
- von der geringen zur höheren Intensität
- vom sicheren zum labilen Untergrund
  Beachte: Der Fuß ist von Beginn an in die Behandlung mit einzubeziehen.

Die *Durchführung der Übungen* erfolgt
- in verschiedenen Ausgangsstellungen
    - Rückenlage, Bauchlage
    - (hoher) Sitz und Stand
- mit und ohne Therapeut
    - die Eigenübungen müssen präzise vermittelt, kontrolliert u. korrigiert werden
- mit und ohne Geräte
- in offener und geschlossener Kette
    - das Training mit Kontakt der Fußsohle verbessert die Propriozeption und phy-
      siologische Muskelarbeitsweise und steigert die Trainingseffekte bezüglich in-
      ter- und intramuskuläre Koordination.

In befundabhängiger Ergänzung kann sowohl im Bewegungsbad therapiert als auch
mit dem Fahrradergometer trainiert werden.

Bei der Umsetzung der Ziele durch wirkungsvolle Maßnahmen ist die vorgegebene
Belastung unbedingt zu beachten.

Die Wahrnehmungsschulung umfasst beispielsweise
- die Auseinandersetzung mit unterschiedlichen Bewegungsgeschwindigkeiten
- die Reproduktion von Gelenkstellungen
- das Bewusstmachen der Kontaktfläche hinsichtlich Druckverhältnissen und Bo-
  denbeschaffenheit

Effekte der Gelenkstabilisation können in Form von
- wechselnden manuellen Widerstände des Therapeuten
- zusätzlicher Bein- und Armaktivität des Patienten erzielt werden.

Balanceübungen auf stabilen und instabilen Unterstützungsflächen
- barfuß, auf Handtuch, mit Kreisel, mit geschlossene Augen verbessern das Gleichgewicht.

Die belastungsangepasste Muskelaktivierung in isometrischer und dynamischer Arbeitsweise stimuliert und fördert das neuromuskuläre System.

Die Aspekte des Beinachsentrainings sollten beim Training der unteren Extremität genauso Berücksichtigung finden wie die Integration der Übungen in die Gang- und Haltungsschulung.

> **❶ Tipp**
>
> Das neuromuskuläre Training mit Schwerpunkt Koordination sollte
> - möglichst früh unter axialer Belastung (auch über manuellen Kontakt)
> - in funktionellen Haltungs- und Bewegungsmustern
> - im ermüdungsfreien Zustand (zu Beginn der Therapieeinheit)
> - mit geringem Krafteinsatz
> - häufig und mit hoher Wiederholungszahl
> - mit exakter Bewegungsausführung
> - bei möglichst geringem intraartikulären Druck (Kniebeugung 20–60°) absolviert werden.

Das eigentliche Krafttraining in den weiteren Phasen zeigt einen inhaltlich-chronologischen Aufbau: erst nach dem bedarfsorientierten Aufbau von Muskelmasse durch das sogenannte „Q"-oder Hypertrophietraining erfolgt die Verbesserung der intramuskulären Koordination mittels hoher Belastungsintensitäten. Das Training der reaktiven Fähigkeiten im Sinne der Arbeit im Dehnungs-Verkürzungszyklus sollte aber unter vereinfachten Bedingungen und alltagsrelevanter Betrachtungsweise (normales Gehen, Treppe) möglichst früh aufgenommen werden. Sportlich orientierte Belastungen dieser Art stellen mit die höchsten Ansprüche an Kraft und Koordination und werden folglich erst nach Erreichen eines entsprechenden Leistungsniveaus absolviert. Ein so aufgebautes Funktionstraining bereitet sukzessive auf die individuellen alltags-, arbeits- und sportartspezifischen Belastungen vor.

Leitlinie: Physiotherapie nach ACT bei femoralem Defekt

Ärztliche Vorgaben

- Bettruhe: zwei Tage (Sicherung der Adhärenz des Transplantats)
- Mobilisation: nach Redonex am 2. postoperativen Tag, mit Kniekappenkompressionsverband
- Belastung: Teilbelastung (10–20 kg) für 6 Wochen anschließend ½ Körpergewicht für 2 Wochen, dann Vollbelastung
- Bewegungsausmaß: Knieflexion für 6 Wochen limitiert auf 90°

Besonderheiten

- CPM- Schiene ab dem 2. postoperativen Tag
- gegebenenfalls Versorgung mit Schmerzkatheter

Ziele

- zügige Mobilisation an Unterarmgehstützen
- bis zum Abschluss der Wundheilung – volle Streckung und optimale Beugung

Therapieaufbau

Die Maßnahmen zur Schmerzreduktion, Resorptionsförderung und muskulären Entspannung sind die Behandlungsschwerpunkte in den ersten Tagen. Sie schaffen die Voraussetzung für eine optimale Effizienz der bewegungserweiternden Behandlungsformen. Die dosierte Vergrößerung des Bewegungsausmaßes und das neuromuskuläre Training gewinnen nach dem Übergang von der Entzündungs- in die Proliferationsphase an Bedeutung.

Beim späteren Training zum Aufbau von Muskelmasse, der Verbesserung der intramuskulären Koordination und der reaktiven Fähigkeiten sind Fehlbelastungen des Gelenks und Transplantats durch Überlastung und Scherkräfte unbedingt zu vermeiden!

Die Alltagstauglichkeit ist hauptsächlich durch die arbeitsspezifischen Belastungen bestimmt und daher sehr individuell zu sehen.

Nach drei Monaten sind Aktivitäten mit geringer und axialer Gelenkbelastung wie Radfahren, Schwimmen, Walking erlaubt. Von Aktivitäten mit abrupten Richtungswechseln, Sprungbelastungen und Kampfsportarten ist im ersten Jahr dringend abzuraten.

Therapiemaßnahmen

Lagerung: schmerzlindernd, abflussfördernd

Isometrie: muskelaktivierend, schmerzlindernd abflussfördernd v. a. über Quadriceps

Bewegung: im erlaubten Ausmaß
- passiv, assistiv — schmerzlindernd, bewegungserweiternd
- aktiv — neuromuskulär stimulierend

Dehnen: detonisierend, bewegungserweiternd
- quer
- Massage und passives / aktives Bewegen
- Muskelarbeit und anschließendes Dehnen
- gehaltenes Dehnen

Manuelle Therapie: bewegungserweiternd
- Patella- und Gleitmobilisation
- Recessusbehandlung

Lymphdrainage: resoptionsfördernd, schmerzlindernd

Thermotherapie: schmerzlindernd, detonisierend
- Kälte – Eiswassergemisch, Polar Care Cub
- Wärme – im Segment

Neuromuskuläres Training:
- Inhibitionsabbau
- Verbesserung der Propriozeption und intermuskulären Koordination
- Kräftigung

Leitlinie: Physiotherapie nach ACT bei patellarem Defekt

Ärztliche Vorgaben

- Bettruhe: zwei Tage (Sicherung der Adhärenz des Transplantats)
- Mobilisation: nach Redonex am 2. postoperativen Tag
- Belastung: Vollbelastung, befund- und schmerzabhängig
- Bewegung: limitiert auf Flexion von 30° für 6 Wochen anschließend Steigerung 15° pro Woche

Besonderheiten

- Anlage einer Orthese, fixiert auf 0-0-30

Ziele

- Zügige Mobilisation und Übergang zur Vollbelastung unter Beachtung des Gangbildes mit angelegter Orthese
- Vorbeugung des Verklebens des Recessus suprapatellaris

Therapieaufbau

Im Vordergrund der Behandlung der ersten Woche stehen schmerzlindernde, abflussfördernde und muskelentspannende Therapiemaßnahmen. Sie erlauben normalerweise eine problemlose Realisierung der erlaubten Kniebewegung. Schwerpunkte der zweiten Woche bilden neben extensiven Kräftigungsübungen, eine Vielzahl an koordinativen Übungsformen bei erlaubter Vollbelastung und die Vorbereitung eines guten, sicheren Gangs ohne Hilfsmittel. Beim Training zum Aufbau von Muskelmasse und der Verbesserung der intramuskulären Koordination sowie der reaktiven Fähigkeiten sind vor allem nach der Steigerung des Bewegungsausmaßes die spezifischen Bedingungen des femuropatellaren Gelenks zu berücksichtigen.

Die Belastung dieses Gelenkes ist durch seine Funktion als Hypomochlion bestimmt und ergibt sich aus vertikalen und horizontalen Kräften. Die Vergrößerung der Hebelarme reduziert den muskulären Kraftaufwand bei geringer Kniebeugung, bewirkt aber eine exponentielle Zunahme des retropatellaren Anpressdruckes bei zunehmender Beugung. Die Höchstwerte des Druckes finden sich zwischen 90° und 100°. Bei weiterer Beugung kommt es durch den sogenannten Umwickelungseffekts der Quadricepssehne zu einer Entlastung der Patella. Neben dem Beugewinkel im Kniegelenk bestimmt die Hüftbeugung und die Position des Körperschwerpunktes den Anpressdruck. Die Streckung im Hüftgelenk erhöht die Spannung, eine Verlagerung des Körperschwerpunktes nach dorsal steigert die Haltearbeit des Quadriceps.

Bezüglich der Alltags- und Sporttauglichkeit gelten die bei femoralem Defekt gemachten Aussagen. Bei der sukzessiven Bewegungserweiterung ab der 6. postoperativen Woche erlangen die vorgestellten Mobilisationstechniken entscheidende Bedeutung.

Therapiemaßnahmen

Lagerung: schmerzlindernd, abflussfördernd

Isometrie: muskelaktivierend, schmerzlindernd abflussfördernd v. a. über Anspannung des M. Quadriceps

Bewegen:	im erlaubten Ausmaß
	▬ passiv, assistiv ▬ schmerzlindernd, bewegungs-erweiternd
	▬ aktiv ▬ neuromuskulär stimulierend
Dehnen:	detonisierend, bewegungserweiternd
	▬ quer
	▬ Massage und passives / aktives Bewegen
	▬ Muskelarbeit und anschließendes Dehnen
	▬ gehaltenes Dehnen
Manuelle Therapie:	bewegungserweiternd
	▬ Patella- und Gleitmobilisation
	▬ Recessusbehandlung
Lymphdrainage:	resoptionsfördernd, schmerzlindernd
Thermotherapie:	schmerzlindernd, detonisierend
	▬ Kälte ▬ Eiswassergemisch, Polar Care Cub
	▬ Wärme ▬ im Segment
Neuromuskuläres Training:	▬ Inhibitionsabbau
	▬ Verbesserung der Propriozeption und intermuskulären Koordination
	▬ dosierte Kräftigung der kniegelenksübergreifenden Muskulatur bei angelegter Orthese

Literatur

1. Bizzini, M. 2000: Sensomotorische Rehabilitation nach Beinverletzungen, Thieme Verlag, Stuttgart – New York

2. Dickhuth, H-H. 2000: Einführung in die Sport- und Leistungsmedizin, Hoffmann Verlag, Schorndorf

3. Evjenth, O. 2001: Autostretching, Alfta Rehab Förlag, Alfta, Schweden

4. Einsingbach, Th., Klümper A., Biedermann L. 1988: Sportphysiotherapie und Rehabilitation, Thieme Verlag Stuttgart – New York

5. Földi, M., Kubik, S. 1999: Lehrbuch der Lymphologie, Gustav Fischer Verlag Stuttgart – Jena – Lübeck – Ulm , 4. Auflg.

6. Freiwald, J 1989: Prävention und Rehabilitation im Sport, Hrsg. Gottwald B., Rowohlt Verlag, Reinbek bei Hamburg

7. Frey, G., Hildenbrandt, E. 2002: Einführung in die Trainingslehre, Hofmann – Verlag Schorndorf

8. Grosser, M., Starischka, S. 1998: Das neue Konditionstraining, BLV Verlagsgesellschaft mbH, München

9. Haarer-Becker, R. 1996: Checkliste Physiotherapie in Orthopädie und Traumatologie, Thieme Verlag Stuttgart – New York

10. Heimann, D. 2001: Leitfaden Manuelle Therapie, Gustav Fischer Verlag Stuttgart 3. erw. Auflg.

11. Hollmann, W., Hettinger, Th. 2000: Sportmedizin: Arbeits- und Trainingsgrundlagen, Schattauer Stuttgart – New York

12. Klein-Vogelbach, S./ Werbek, B. 2000:Funktionelle Bewegungslehre, Springer Verlag, Berlin

13. Kolster, B. 1995: Leitfaden Physiotherapie, Jungjohann Verlagsgesellschaft Neckarsulm – Lübeck – Ulm

14. Mense, S. 1999: Neue Entwicklungen im Verständnis von Triggerpunkten, Manuelle Medizin 37: 115–120

15. Travell, JG / Simons D.-G. 2000: Handbuch der Muskeltriggerpunkte. Untere Extremität und Becken. Fischer Verlag München

16. Van den Berg, F. 1999: Angewandte Physiologie: 1 Das Bindegewebe des Bewegungsapparates verstehen und beeinflussen, Thieme Verlag Stuttgart – New York
17. Weineck, J. 2000: Optimales Training, Balingen, Spitta-Verlag
18. Welsink, D. et all 1999 Grundlagen, Definitionen und Ziele des Medizinischen Aufbautrainings in der Physiotherapie (Teil 1). Krankengymnastik 51 Jg. Nr. 4 601–608
19. Zimmermann, D. 2000: In: Physiotherapie, Band 2 : Physiologie, Trainingslehre, Thieme Verlag Stuttgart – New York

V Ausblick

Kapitel 12 Ausblicke und Zukunftsperspektiven für die Autologe Chondrozytentransplantation (ACT)

Wilhelm K. Aicher
Christoph Gaissmaier

Einleitung

Die Transplantation von autologen Chondrozyten zur Behandlung von Gelenkschäden wurde in der letzten Dekade soweit entwickelt, dass nicht nur spezialisierte Kliniken, welche neben den Einrichtungen für Operation und Versorgung von Patienten, auch über die Laboratorien zur Präparation und Expansion geeigneter Chondrozyten verfügen, sondern im Prinzip alle chirurgischen Häuser solche Transplantationen von autologen Chondrozyten vornehmen können. Die Expansion von Chondrozyten – wie auch die von Keratinozyten, Osteoblasten, hämatopoietischen Vorläufer- oder Stammzellen wird heute für die Behandlung von Haut- oder Knochendefekten oder bei Erkrankungen der Blutzellen industriell angeboten. Daher hat sich in den letzten Jahren einerseits die Zahl der mit autologen Zellpräparaten Versorgten enorm entwickelt. Andererseits wird sich auch das Spektrum möglicher Anwendungen vom relativ einfachen Gelenkknorpel, Knochen- oder Hautersatz auf andere Bereiche wie Gefäße, Herzklappen, (Herz-)Muskelzellen, Nervenzellen, und die Parenchymzellen innerer Organe erweitern. In diesen Disziplinen, sind die Tierversuche und die in vitro Studien schon sehr weit gediehen; klinische Anwendung finden autologe Zellen heute aber vor allem im Bereich des Knorpels und der Haut bereits breitere Anwendung.

Perspektiven der ACT

Nach Einführung der ACT Technik vor rund zehn Jahren durch die Gruppe um Dr. Petersen [2], hat sich die Methodik nicht grundlegend geändert. Vor allem die sehr guten Langzeiterfolge sprechen für dieses Verfahren, bei welchem Knorpelzellen aus dem betroffenen Gelenk entnommen, *in vitro* vermehrt und nach Arthrotomie unter den mit einem Periostlappen abgedeckten Defekt gespritzt werden [11–13, 8]. Der Hauptnachteil dieser klassischen ACT Methodik liegt darin, dass das Gelenk durch Arthrotomie eröffnet werden muss. Daher wird derzeit vor allem daran gearbeitet, den Patienten künftig eine biologische Rekonstruktion des Knorpelschadens durch eine Träger-gestützte ACT anbieten zu können. Dies würde mehrere Vorteile erbringen:

1.) die Implantation könnte ohne Arthrotomie erfolgen. Beim aktuellen Verfahren wird zur Implantation das Knie eröffnet. Dies führt zu Beschädigungen des Halteapparates. Die hauptsächlichen Beschwerden der Patienten nach ACT lassen sich auf diese Verletzungen des Halteapparates zurückführen.

2.) Beim aktuellen Verfahren wird eine Zellsupsension in den Knorpeldefekt unter den Periostlappen oder eine andere Membran gespritzt (vgl. Kapitel 7, Fritz). Die Chondrozyten lagern sich rasch an die Knorpelwände und den Defektboden an. Dadurch entsteht eine hyperzelluläre Grenzschicht adhärenter Zellen am Defektrand und kein gleichmäßiger, drei-dimensionaler Aufbau des Implantates [17]. Bei Träger-gestützten Verfahren hofft man, eine gleichmäßigere Verteilung der Zellen, und damit einen rascheren und gleichmäßigeren Aufbau des hyalinartigen Knorpels zu erreichen.

3.) Träger-gestützte Verfahren könnten in Zukunft möglicherweise bei größeren Defekten angewandt werden, bei denen die Defektränder so weit auseinander liegen, dass eine Abdeckung mit einer Membran keinen ausreichenden mechanischen Verschluss des Defektes ermöglicht oder bei der notwendigen Belastung (krankengymnastische Beübung des betroffenen Gelenkes (🖸 s. Kapitel 11, Haupt) sofort bricht.

4.) Träger-gestützte Verfahren könnten sich in Zukunft dafür eignen, bei degenerativen Knorpelschäden, bei welchen z. B. die Defektränder bereits zu weit abgetragen sind, durch die vorgegebene Höhe des Trägers den für die Dämpfung notwendigen Knorpel neu aufzubauen.

Die derzeit in vor-klinischen Studien oder auch bereits klinisch eingesetzten Träger sind aber noch nicht soweit optimiert, dass sie ohne Bedenken für eine breitere Anwendung geeignet sind. So wurde unlängst berichtet, dass manche Träger-gestüzten Implantate nach wenigen Jahren biomechanisch abbauen und langfristig nicht die Stabilität erreichen wie sie mit klassischer ACT nach Brittberg erreicht werden kann [3, 13]. Von Kollagen-basierten Trägern wurde inzwischen bekannt, dass kleine Kollagenbruchstücke den Metabolismus von Chondrozyten nachhaltig stören können [5, 7]. In unseren eigenen Arbeiten konnte nachgewiesen werden, dass verschiede, kommerziell für ACT angebotene Kollagenvliese zwar oberflächlich von Chondrozyten besiedelt werden, dass die Zellen aber relativ rasch hypertroph werden und nach wenigen Tagen der *in vitro* Inkubation auf den Matrices apoptotisch werden. Zu ähnlichen Ergebnissen kommen andere Studien mit anderen Kollagen-basierten Trägern [4].

Die Fixation eines Träger-gestützen Chondrozyten-implantates ist ebenfalls noch nicht zufrieden stellend gelöst. Die Proteoglykane im Knorpel werden dafür verantwortlich gemacht, dass glatte Knorpeloberflächen kaum ein adhäsives Substrat darstellen. So können selbst plane Knorpelscheiben mit Fibrinkleber allein nicht ausreichend stabil verklebt werden, wie an Tiermodellen festgestellt wurde [16]. Ein Komposit von Chondrozyten und Fibrinkleber, welches zwischen die Knorpelscheiben eingebracht wird, ist aber in der Lage Knorpelscheiben stabil zu verbinden, weil in diesem Falle durch die Chondrozyten, welche mit Fibrin auf der Knorpelfläche fixiert sind, eine Matrix-Neusynthese induziert wird [16]. Der Kontakt von Chondrozyten mit Fibrin kann aber auch zum Knorpelabbau führen [10], so dass die Anwendung von Fibrinkleber zur Fixation von Träger-gestützen Knorpelimplantaten nicht ohne Risiko ist.

Um die offenkundigen Nachteile der vliesbasierten Matrices zu umgehen, werden derzeit auch gelartige Substanzen getestet. Kollagen-Lösungen können mit Chondrozyten besiedelt und danach bei 37 °C gelatiert (= verfestigt) werden. Diese Chondrozyten-Kollagen-Lösungen lassen sich zur Formgebung und Stabilisierung auch auf synthetische Polymer-Matrices aufbringen. Synthetische Polymere verfügen über eine höhere Primärstabilität, die sich durch Wahl der monomeren Untereinheuten des Polymers, den Grad der Quervernetzung, die Faserstärke und -verknüpfungen variieren lässt. Allerdings sind diese Verfahren noch nicht soweit entwickelt, dass sie heute für die klinische Anwendung zugelassen sind. Ein Problem hierbei ist nach wie für die Freisetzung saurer Valenzen bei der Resorption der Polymer-Komponenten, die wegen der Resorbierbarkeit meistens aus Estern (z. B. Milchsäure + Zucker) bestehen.

In jüngerer Zeit hat man daher Peptid-Hydrogele entwickelt, welche zumindest *in vitro* den chondrogenen Phänotyp der Zellen, die Matrixsynthese mit prominenter Kollagen Typ II-Produktion und eine dreidimensionale Struktur des besiedelten Peptid-Hydrogels erhalten. Komposite aus Peptid-Hydrogelen und Chondrozyten zeigen bei geeigneter Mischung histologische Strukturen, welche dem hyalinen Knorpel recht nahe kommen [6]. Da Gele naturgemäß nicht sehr formstabil sind, können sie zwar an die Defektoberfläche gut angepasst werden. Die stabile Verbindung des Gels mit dem Defektboden z. B. mit Fibrinkleber gelingt aber nicht. Die Fixierung solcher Komponenten im Defekt ist daher noch nicht zufrieden stellend etabliert. Möglicherweise werden solche Gel-Implantate, die mit Chondrozyten angereichert sind, ebenfalls unter eine Membran appliziert werden. Ein fester Verbund der implantierten Gele würde dann während des Reifungsprozesses des Implantates erfolgen müssen. Ob Chondrozyten im Gel dies unter klinischen Bedingungen leisten können und ob sie dabei langzeit-stabile Transplantate bilden, ist derzeit noch nicht einmal im Tierversuch geprüft. Ein wichtiges Ziel der aktuellen Bemühungen verschiedener akademischer und industrieller Einrichtungen ist es, die operative Versorgung des Knorpeldefektes künftig ohne Arthrotomie, sondern durch Arthroskopie und mit Träger-gestützten Implantaten zu ermöglichen.

Die Herstellung bi-phasischer Implantate soll durch Träger-gestützte ACT ebenfalls ermöglicht werden (■ Abb. 1). Dabei wird ein Trägermaterial in einem Reaktor auf der einen Seite mit Chondrozyten und auf der anderen Seite mit Osteoblasten besiedelt. Die Matrix des Trägermaterials kann dabei ebenfalls für chondrogene und osteogene Verhältnisse optimiert werden. Der bi-phasische Träger wird in einem Bioreaktor mit chondrogenem bzw. osteogenem Medium inkubiert. In solchen Reaktoren können Knorpel- Knochenzylinder hergestellt werden, die als Stanzen – ähnlich der Mosaikplastik – in Gelenkdefekte präpariert werden. Wenn es gelingt, das Implantat mechanisch stabil zu gestalten, könnten mit solchen Präparaten nicht nur tiefere (> 7 mm), sondern auch größere Knorpeldefekte behandelt werden. Das Behandlungsprinzip mit solchen bi-phasischen Knorpel-Knochenimplantaten entspricht operativ weit gehend der Mosaikplastik (■ vgl. Kapitel 6, Eichhorn). Die Mosaikplastik wird derzeit nur für kleinere umschriebene Defekte bis ca. 4 cm² Größe empfohlen, weil zur Deckung größerer Flächen zu viele Stanzen entnommen werden müssen und damit die Komorbidität im betroffenen Gelenk steigt. Bei zu großen Defekten ist auch die Einheilung des knöchernen Stanzenfußes im umgebenden Knochen zunehmend erschwert. Dennoch hofft man gewisse Limitationen der klassischen ACT vor allem bei der Behandlung größerer, degenerativer Knorpeldefekte mit bi-phasischen, autologen Knorpel-Knochen-implantaten zu umgehen. Zudem kann im Bioreaktor die Reifung der Knorpelphase und der extrazellulären Matrix durch konstante oder variable Druckapplikationen günstig beeinflusst werden, so dass nach Implantation bereits eine höhere Stabilität des implantierten Knorpels erreicht wird. Zellbiologische Aspekte künftiger Trager-gestützter Behandlungen werden auch in Kapitel 3 (Aicher, Gaissmaier). behandelt.

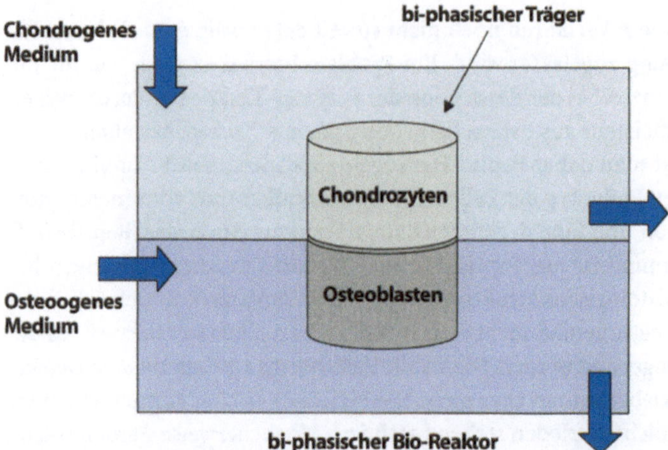

Abb. 1. **Bioreaktor zur Herstellung von bi-phasischen Knorpel-Knochenimplantaten.** Das Trägermaterial, welches mit autologen Chonrozyten (oben) und Osteoblasten (unten) besiedelt ist, wird im Reaktor zwischen beiden Hohlkammern befestigt. Durch die Kammern wird chondrogenes Wachtumsmedium (oben) oder osteogenes Wachstumsmedium (unten) gepumpt, um die spezifische Proliferation und eine stabile, funktionelle Differenzierung der jeweiligen Zellen zu erhalten. Durch die Steuerventile (Pfeile) können Durchflussraten und Druck so variiert werden, dass die Reifung des Implantates günstig beeinflusst wird.

Neben der Entwicklung Träger-gestützter Verfahren konzentrieren sich die Bemühungen in der Forschung derzeit auf die Verwendung von chondrogenen Vorläuferzellen für ACT. So werden die autologen Zellen für ACT aus dem betroffenen Gelenk isoliert (■ s. Kapitel 7, Fritz). Dabei entsteht eine Ko-morbidität, welche bei größeren Defekten das tolerable Ausmaß überschreiten kann.

Die hämatopoietischen Vorläuferzellen wurden in den 60er Jahren des letzten Jahrhunderts im Knochenmark entdeckt und nach weniger als 10 Jahren (1968) wurden bereits hämatopoietische Stammzelltransplantationen erfolgreich durchgeführt. Für mesenchymale Vorläuferzellen, nachdem sie erst vor wenigen Jahren aus adultem, humanen Knochenmark isoliert und charakterisiert wurden [14] könnte sich eine vergleichbare Entwicklung abzeichnen. Diese Stamm- und Vorläuferzellen im Knochenmark stellen ein wichtiges Ausgangsmaterial nicht nur für Behandlungen von Knorpel- und Knochendefekten, sondern sollen auch für das Tissue Engineering von Muskel- oder Haut- und anderen Zellen, bis hin zu Nerven- oder Gliazellen dienen, um die verschiedensten Verletzungen oder sogar neurologisch-degenerative Erkrankungen behandeln zu können. Seit wenigen Jahren wächst unser Wissen, wie sich aus den Vorläuferzellen, die im stromalen adulten Knochenmark angereichert, die Knorpelzellen entwickeln [15, 14]. Dieses Differenzierungspotential stellt aber auch ein Problem für die gezielte Differenzierung dar, weil mesenchymale Zellen dazu neigen, häufiger zu Osteoblasten oder Fibroblasten, und weniger häufig zu Chondrozyten zu differenzieren.

Durch Optimierung der Medien, in welchen die mesenchymalen Vorläuferzellen *in vitro* differenziert werden, hofft man, reife, funktionelle Chondrozyten zu erhalten, welche die Qualitätskriterien zur ACT erfüllen (■ s. Kapitel 2, Steinbach, und Kapitel 3, Aicher).

Zahlreichen Forschern ist es gelungen, aus adulten, mesenchymalen Vorläuferzellen Chondrozyten zu differenzieren. Die Effizienz (Ausbeute) des Verfahrens ist allerdings noch zu gering für eine klinische Anwendung. Zudem ist der Phänotyp, zumindest *in vitro*, nicht stabil und die Zellen neigen dazu, hypertroph und apoptotisch zu werden. Dabei nimmt die Expressionsleistung von Kollagen Typ II ab und die von Kollagen Typ I und X zu. Die *in vitro* differenzierten Chondrozyten zeigen häufig Genexpressionsmuster, die arthrotischen Chondrozyten vergleichbar sind [1]. Auch auf diesem Feld sind rasche Lösungen noch nicht in Sicht. Über weitere zellbiologische Aspekte künftiger Therapie von Knorpelschäden sei der Leser auf Kapitel 3. verwiesen.

Analog zur Entwicklung, die bei der Anwendung von blutbildenden Vorläuferzellen zur Behandlung von verschiedenen Erkrankungen, bis hin zur Therapie von Autoimmunkrankheiten mit solchen Zellen [18], wird aber in Zukunft die Behandlung von Knorpelschäden durch Zellen möglich werden, die aus Vorläuferzellen gewonnen wurden. Für größere Defekte, insbesondere auch bei degenerativen Gelenkerkrankungen, werden so auch Träger-gestützte Implantate herstellbar sein, welche mit *in vitro* differenzierten Zellen augmentiert sind. Es darf aber nicht übersehen werden, dass auch die Dichte und das Differenzierungspotential von Vorläuferzellen im Knochenmark und mehr noch in den peripheren Geweben, wie z. B. im Periost, mit zunehmendem Alter abnimmt [9]. Es wird daher, im Vergleich zur heutigen ACT, auch für die Behandlung von Knorpelschäden durch Vorläuferzellen die biologische oder die technische Altersgrenze der Behandlung nur etwas verschoben. In Zukunft wird das Tissue Engineering Knorpelschäden nur reparieren können. Die volle Funktionalität und Belastungsfähigkeit eines gesunden Knorpels des Jugendlichen bleibt wahrscheinlich unerreichbares Ziel.

Literatur

1. Benz, K., et al (2002) Molecular analysis of expansion, differentiation, and growth factor treatment of human chondrocytes identifies differentiation markers and growth-related genes. Biochem Biophys Res Commun 293: 284–92;
2. Brittberg, M., et al (1994) Treatment of deep cartilage defects in the knee with autologous chondrocyte transplantation. N Engl J Med 331: 889–95;
3. Engelhard, M. (2002) Das Kniegelenk. München: Symposiumsbeitrag.
4. Gille, J., (2002) Apoptotoc chondrocyte death in cell-matrix biocomposites used in autologous chondrocyte transplantation. Annals Anatomy 184:325–332;
5. Jennings, L., (2001) The effects of collagen fragments on the extracellular matrix metabolism of bovine and human chondrocytes. Connect-Tissue-Res. 42: 71–86;
6. Kisiday, J.,et al. (2002) Self-assembling peptide hydrogen fosters chondrocyte matrix production and cell division: implicationj for cartilage repair. PNAS 99: 9996–10001;
7. Kobayashi, M., et al. (2002) A peptide of type II collagen up-regulates gene expression of collagenases and pro-inflammatory cytokines through a MAP-kinas pathway in human chondrocytes. Arthritis and Rheumatism 46. S80 (# 111)
8. Micheli, L. et al. (2001) Autologous chondrocyte implantation of the knee: multicenter experience and minimum 3-year follow-up. Clin J Sport Med 11: 223–8;
9. O'Driscoll, S.W., et al. (2001) The chondrogenic potential of periosteum decreases with age. J Orthop Res 19: 95–103;
10. Peretti, G.M., et al (2000) Cell-based tissue-engineered allogeneic implant for cartilage repair. Tissue Eng 6: 567–76;

11. Peterson, L., et al. (2002) Autologous chondrocyte transplantation. Biomechanics and long-term durability. Am J Sports Med 30: 2–12;

12. Peterson, L., (2000) Durability of autologous chondrocyte transplantation of the knee., American Assoc. Orthop. Surgeons, Convention Processings abstract # 125. Orlando Fl.;

13. Peterson, L., et al. (2000) Two- to 9-year outcome after autologous chondrocyte transplantation of the knee. Clin Orthop: 212–34;

14. Pittenger, M. F., et al. (1999) Multilineage Potential of Adult Human Mesechymal Stem Cells. Science 284: 143–147;

15. Prockop, D. J. (1997) Marrow Stromal Cells as Stem cells for Nonhematopoietic Tissues. Science 276: 71;

16. Silverman, R. P., et al. (2000) Adhesion of tissue-engineered cartilate to native cartilage. Plast Reconstr Surg 105: 1393–8;

17. Sohn, D. H., et al. (2002) Effect of gravity on localization of chondrocytes implanted in cartilage defects. Clin Orthop: 254–62; 2002.

18. Tyndall, A., und Gratwohl, A. (2000) Immune ablation and stem cells therapy in autoimmune disease: Clinical experimence. Arthritis Res. 2: 276–280;

Abkürzungen

Abkürzungen & Akronyme	Definition
ACI	Autologe Chondrozytenimplantation (*s.* ACT)
ACL	Anterior cruciate ligament, engl. vorderes Kreuzband
ACT	Autologe Chondrozytentransplantation (*s.* ACT)
AMG	Arzneitmittelgesetz
AO	Arbeitsgemeinschaft Osteosynthesefragen, Sitz: Davos
BMI	Body mass index
BMP	Bone morphogenic protein, Gruppe von morphogenen Wachstumsfaktoren, welche ursprünglich aus Knochen extrahiert wurden
cDNA	copy-DNA , komplementäre Desoxynukleinsäure zur mRNA (*s. dort*)
COX	Cyclooxygenase, Enzym der Prostaglandinsynthese
CPM	continuous passive motion, Gelenkbewegung z. B. auf Motorschiene
DEFT	Driven Equilibrium Fourier Transformation. Bezeichnung einer MRT-Sequenztechnik mit Steady-State GRE Sequenzen zur Darstellung von Knorpel
DESS	Double Echo Steady State, MRT-GRE-Sequenz zur Knorpeldarstellung, Kombination aus FISP und PSIF
dGEMRIC	delayed Gadolinium Enhanced MRI of Cartilage. MRT-Methode zur Quantifizierung des GAG-Gehalts im Knorpel
DGOOC	Deutsche Gesellschaft für Orthopädie & Orthopädische Chirurgie, Sitz: Frankfurt a. M.
DGU	Deutsche Gesellschaft für Unfallchirurgie, Sitz: Berlin
DNA	Desoxyribonukleinsäure
EDTA	Kalzium-bindende Substanz
ELISA	Emzyme-linked Immunosorbant Assay: Methode zur Detektion von Substanzen in Lösungen
EPI	Echo Planar Imaging. Ultraschnelle MR-Sequenztechnik
ETL	Echo Train Length. Echozuglänge. Anzahl der Echos, die innerhalb eines TR-Intervalls aufgenommen werden. Synonym Turbofaktor
EZM	extrazelluläre Matrix, engl. auch ECM
FCS	Fötales Kälberserum. engl. fetal calf serum
FGF	Fibroblast growth factor, mitogener Wachstumsfaktor
FISP	Fast Imaging Steady State Precession: MRT-Sequenz mit hoher Signalausbeute durch Nutzung von Gradienten- und Spinechos

FSE	Fast Spin Echo, Synonym für Turbo Spin Echo
FLASH	Fast Low Angle Shot. Herstellerspezifische Abkürzung einer GRE-Sequenztechnik der MRT
GAG	Glucosaminoglycan
GAPDH	Glyzerinaldehyd-Phopsphat-Dehydrogenase, Enzym der Glykolyse in Mitochondrien
Gd-DTPA	Gadolinium-Diethylene-Triamine-Pentaacetic-Acid (Gadopentat-Dimeglumin)
GLP	good laboratory pratice: Leitlinien zur Qualitätssicherung
GMP	good manufacturing practice: Leitlinien zur Qualitätssicherung
GRE	Gradient recalled echo. MRT-Sequenztyp, welcher Echos mit Gradientenschaltungen, nicht mit refokussierenden RF-Pulsen erzeugt
ICH	Immun-Histochemie od. immunhistochemische Färbung
ICRS	International Cartilage Repair Society : www.cartilage.org
IGF	Insulin-like growth factor, mitogener Wachstumsfaktor
IL	Interleukin, Wachstums- und Signalstoff zwischen Zellen, ähnlich wie ein Zytokin, Hormon oder Neurotransmitter
LC	*LightCycler*®, Gerät zur quantitativen RT-PCR Analyse
MET	Muskelenergietechnik
MMP	Matrixmetalloproteinasen, sytematischer Sammelbegriff für verschiedene Proteasen wie Kollagenasen, Gelatinasen u. a. m.
MR	Magnetresonanz, synonym Kernspin
mRNA	messenger-RNA, Boten-Ribonukleinsäure, transportiert die genetische Information vom Zellkern zu den Ribosomen zur Translantion
MRT	Magnetresonanztomographie
MT	Magnetisierungstransfer. Signalabnahme durch Übertragung der Magnetisierung von makromolekular gebundenen Protonen auf Wasserprotonen
MTC	Magnetisierungstransfer-Kontrast. Sequenztechnik, die Kontraste durch Ausnutzung des Magnetisierungstransfers verändert
NSAR	nicht-steriodale anti-rheumatische Medikamente, syn. nicht-steriodale Antiphlogistika
OA	Osteoarthrose, chronische, nicht-entzündliche Gelenkserkrankung mit entzündlichen Episoden
OCT	Osteochondral-Transplantation
OD	Osteochondrosis Dissecans
PBS	Phosphat-gepufferte Salzlösung

PCR	Polymerase chain reaktion: Polymerase-Kettenreaktion, zyklische Reaktion zur Amplifikation von Nukleinsäure, DNA (Desoxyribonukleinsäure)
PD	Protonendichte
PEMF	pulsierende elektromagnetische Felder
PG	Prostaglandin
PIR	positometrische Relaxation
PNF	propriozeptive neuromuskuläre Faszilitation
PSIF	MRT-Sequenz, Umkehrung der FISP-Sequenz. Hohe Signalausbeute durch Nutzung von Gradienten- und Spinechos mit starkem T_2-Kontrast
RARE	Rapid Acquisition with Relaxation Enhancement. Schnelle TSE-Sequenz
RIA	Radioimmunoassay. Methode zur Detektion von Substanzen in Lösungen
RNA	Ribonukleinsäure
RT-PCR	reverse Transkription (= cDNA Synthese) gefolgt von PCR
SADOA	slow acting drugs in osteoarthritis
SE	Spin Echo. MRT-Sequenztyp, der Echos durch einen refokussierenden 180°-RF-Puls erzeugt
SPGR	Spoiled Gradient Recall, Herstellerspezifische Bezeichnung einer Standard-GRE-Sequenz der MRT
STIR	Short Tau Inversion Recovery. Spinecho-Sequenztechnik mit zusätzlichem kurzen Inversionspuls zur Unterdrückung des Fettsignals.
T	Tesla (int. Einheit der Magnetstärke)
TE	Time to Echo (Echozeit)
TENS	transkutane elektrische Nervenstimulation
TETEC	Tissue Engineering Technologies (www.tetec-ag.de)
TGF	Transforming growth factor (Gruppe morphogener Wachstumsfaktor)
TNF	Tumornekrosefaktor, entzündungs-assoziiertes Zytokin
TR	Time to Repeat, Repetitionszeit. Intervall zwischen zwei Anregungszyklen in der MRT
TSE	Turbo Spin Echo, Synonym für FSE. MRT-Sequenztechnik, die mehrere Echos innerhalb eines Anregungszyklus akquiriert

Glossar

Fachbegriffe	Definition
allogene Transplantation	*s.* homologe Transplantation
Apoptose / apoptotisch	Spezifische Form des Zelltodes, synonym programmierter Zelltod, bei welchem die zellulären Bestandteile toter Zellen keine Entzündungsreaktion auslösen. Vergleiche auch Nekrose
autologe Transplantation	Transplantation von Zellen oder Geweben, bei welchen Spender und Empfänger genetisch identisch sind.
BioReaktor	geschlossenes Zellkultursystem, zur Anzucht von Zellen unter definierten Bedingungen
Bradytrophie	langsamer Stoffwechselumsatz
Ester	Klasse von Verbindungen, welche unter Freisetzung von Wasser aus je einem Säure und Alkoholmolekül synthetisiert werden
Galvanisation	Anwendung von Gleichstrom zur Schmerztherapie
Gel	halbfeste, nicht gelöste Form von hochmolekularen Komponenten, welche sich i. d. R. durch große Poren auszeichnet (*s. auch* Sol)
heterologe Transplantation	Transplantation von Zellen oder Geweben bei welchen Spender und Empfänger verschiedenen Spezies angehören. Synonym: xenogen
homologe Transplantation	Transplantation von Zellen oder Geweben, bei welchen Spender und Empfänger der selben Spezies angehören aber genetisch nicht identisch sind. Synonym: allogen
Hormon	Wachstums- und Signalstoff zwischen Zellen, wird in Drüsenzellen produziert, wird über die Blutbahn transportiert und wirkt i. d. R. auf entfernte Zielzellen
Hypertrophie	Späte Differenzierungsform von Zellen wie Chondrozyten, dort durch hohe Kollagen X-Expression charakterisiert
Integrine	Oberflächenmoleküle auf Zellen, zur Adhäsion an die extrazelluläre Matrix und Interaktion mit Nachbarzellen

Interleukin	Botenstoff der in Blut, Lymphe oder im Gewebe Signale zwischen Leukozyten transportiert
Matrix	extrazelluläre Stützstruktur
mesenchymale (Stamm-)Zellen	Zellen, welche sich in der Embyonalentwicklung vom mittleren Keimblatt ableiten und sich u. a. in Fibroblasten, Osteoblasten und Chondrozyten entwickeln. Stammzellen besitzen ein sehr hohes Proliferationsvermögen und ein hohes Differenzierungspotential.
Metaanalyse	systematische (klinische) Nachuntersuchung, evtl. Synopse mehrerer unabhängiger Untersuchungen
Nekrose / nekrotisch	Zelltod nach Stress etc., wobei im Gegensatz zu Apoptose Entzündungen auslöst werden (*s. auch* Apoptose)
Primer	DNA-Startmolekül
Reaktor	*s.* Bioreaktor
Selektine	Oberflächenmoleküle auf Zellen, zur Adhäsion an die extrazelluläre Matrix und Interaktion mit Nachbarzellen
Sol	hochmolekulare Komponenten, die durch Erwärmung, Salz, pH Bedingungen o. ä. in Lösung gehalten werden (*s. auch* Gel)
T1 gewichtete MRT	MRT Methode, bei welcher wässrige Lösungen dunkel und fetthaltiges Gewebe hell dargestellt werden
T1-Relaxationszeit	Gewebespezifische Zeitkonstante für die Rückkehr der Längsmagnetisierung nach Anregung auf ca. 63 % ihres Endwertes.
T2 gewichtete MRT	MRT Methode, bei welcher wässrige Lösungen dunkel und Gewebe grau dagestellt werden
T2*-Relaxationszeit	Zeitkonstante für den Zerfall der Quermagnetisierung unter Berücksichtigung von Magnetfeldinhomogenitäten
T2-Relaxationszeit	Gewebespezifische Zeitkonstante für den Zerfall der Quermagnetisierung um 63 % ihres Anfangswertes.
Tissue response Verfahren	Sammelbegriff für arthroskopische Behandlungen von Gelenkknorpelschäden
Transkription	Übertragung der genetischen Information von den Chromosomen (DNA) auf RNA

Translation	Synthese der Eiweiße (Proteine) an den Ribosomen
Trephine	Schlag-Bohrinstrument zur arthroskopischen Entfernung oder Implantation von Knorpel-Knochenstanzen
Turbofaktor	Synonym Echozuglänge, ETL.
xenogene Transplantation	*s.* heterologe Transplantation
Zytokin	Wachstums- und Signalstoff zwischen Zellen, ähnlich wie ein Interleukin, Hormon oder Neurotransmitter

Sachverzeichnis

V

Verletzung
- chondral 66
- osteochondral 66

Vitalitätsindex 19, 37, 38

Vorläuferzellen 26, 45, 146

W

Wachstumsfaktoren 7, 26, 44

Wachstumsfugen 87

Wärmeanwendung 132

Weidenrindenextrakt 124

Wundheilung 44, 45

Z

Zellen
- Isolation 17
- mesenchymale 45
- Phänotyp, gentechnisch
  veränderte 26

Zellzahl 88

Zone, radiär 28

Zyklooxygenase 120

Zytokine 26, 45